Bircher-Benner Diätbücher

Handbuch für Kopfschmerzen und Migräne

Diätanleitungen
zur Verhütung und Therapie
mit Rezeptteil,
eingehende Ratschläge
und ausgearbeiteter Kurplan
aus einem ärztlichen Zentrum
modernster Heilkunst

Dr. med. Andres Bircher
und Mitarbeitende des
Bircher-Benner Zentrums
Lilli Bircher, Pascal Bircher
Anne-Cécile Bircher

EDITION BIRCHER-BENNER
CH-8784 BRAUNWALD

Bircher-Benner Diätbücher

1. Handbuch für Multiple Sklerose-Kranke und andere neurodegenerative Leiden
2. Handbuch für Leber- und Gallenkranke
3. Handbuch für die Familie und das gesunde Kind
4. Handbuch für Frischsäfte, Rohkost und Früchtespeisen
5. Handbuch zur Steigerung der Abwehrkräfte und gegen Infektionskrankheiten
6. Handbuch für Bergsteiger und für den Sport
7. Handbuch für Diabetiker
8. Handbuch zur Verhütung und unterstützenden Therapie der Lungenkrankheiten
9. Essensfreude ohne Kochsalz
10. Handbuch für Rheuma- und Arthritiskranke
11. Handbuch für Männer mit Prostataleiden
12. Handbuch für Nieren- und Blasenkranke
13. Handbuch für Venenleiden
14. Handbuch für Magen- und Darmkranke
15. Handbuch für die Ernährung in Schwangerschaft und Stillzeit
16. Handbuch für Frauenleiden und die Wechseljahre
17. Handbuch zur Verhütung und begleitenden Therapie der Krebskrankheit
18. Handbuch für Kopfschmerzen und Migräne
19. Handbuch für Bluthochdruck, Herz- und Arteriosklerosekranke
20. Handbuch zur Überwindung von Angst und Depression
21. Handbuch für Hautkranke und Hautempfindliche
22. Handbuch für Stresskranke
23. Handbuch für Allergiekranke
24. Handbuch zur Verhütung von Demenz und Alzheimerkrankheit
25. Handbuch zur inneren Behandlung der Augenkrankheiten
26. Handbuch Gesund und schlank, zur Heilung von Gewichtsproblemen, Adipositas und Untergewicht

Die Ergebnisse weltweiter Forschung sind in diesen Handbüchern ebenso berücksichtigt, wie die über 100-jährige Entwicklung ärztlicher Kunst und Erfahrung in der bekannten Bircher-Benner Klinik. Der Leser spürt auf Schritt und Tritt die hilfreiche Art des kundigen Arztes.

15. völlig neu bearbeitete Auflage, 2020

info@bircher-benner.com www.bircher-benner.com

Buchbestellungen: edition@bircher-benner.com

Printed in Germany

Einbandentwurf: Kösel Media GmbH, Krugzell
Gesamtherstellung: Kösel, Krugzell

Inhalt

Vielerlei Kopfschmerzen, vielerlei Ursachen

Es gibt glückliche Menschen, die Kopfschmerzen nicht kennen und ihre quälenden Empfindungen nie im Leben erfahren haben, nie erlebt haben, wie die Lebensfreude und die Leistungsfähigkeit durch sie herabgesetzt wird, ausser vielleicht kurzzeitig während einer Erkältung. Der heutige Mensch weiss sehr wohl, was Kopfschmerzen in ihren verschiedensten Ausdrucksformen sind. Er weiss es wegen seiner inneren und äusseren Angespanntheit von Beruf und gesellschaftlichen Verpflichtungen, wegen seiner Gewohnheit, die eigene Natur zu vergewaltigen, die Nacht zum Tag zu machen, sich ein Übermass an verkünstelter und üppiger Nahrung zuzuführen und sich ständig über Müdigkeit und Arbeitsunlust, Unruhe, Abgespanntheit mit Reizstoffen wie Zucker, Alkohol und Kaffee hinwegzuhelfen. Er greift dann zu einem der vielen Kopfwehmittel und verliert im Dickicht der Schmerzlinderungsversuche den wirklichen Weg zur Heilung.

Es gibt verschiedene Arten von Kopfweh und sehr verschiedene Ursachen und Formen der Erkrankung, die ihnen zu Grunde liegen. Soll echt und dauerhaft geholfen werden, so muss der kopfwehkranke Mensch als Ganzes untersucht und verstanden werden, sein Körper und seine Persönlichkeit.

Der dumpfe Druck, der sich über Stirn und Schläfen legt, die Augen schwer und das Denken mühsam macht, pflegt sich morgens beim Aufwachen zu melden und will nicht weichen, bis das leider zur Gewohnheit gewordene Kopfwehpulver wirkt. Ohne dieses steigert er sich über den Tag zu echtem Schmerz, welcher quält und bohrt und eine konzentrierte Arbeit unmöglich macht. In leichteren Fällen löst er sich beim Frühstück oder bald danach beim Beginn der Arbeit, in schweren Fällen wird er unerträglich und zwingt zu Bettruhe oder Medikamenten.

Es ist dies jener Kopfschmerz, der durch **Stoffwechselüberlastung**, trägen Kreislauf, Reizmittelgewohnheit und entartete, überreichliche Ernährung entsteht. Einige Krankheiten, die als typische Begleiterscheinungen oder als Warnsignal Kopfweh hervorrufen, sollen den engen Zusammenhang zwischen Kopfweh und Allgemeinzustand veranschaulichen. Es gilt auch hier, wie bei aller Krankheit und Gesundheit, dass der ganze Mensch über den Symptomen der Krankheit nicht vergessen werden darf. Jede Beschwerde und so auch das Kopfweh, hat ihre tieferen Ursachen in Störungen der Ganzheit von Körper und Seele. Diesen tieferen Ursachen hat die Behandlung und die Lebensführung Rechnung zu tragen.

Nehmen wir den „vollblütigen" Menschen mit **erhöhtem Blutdruck,** dickflüssigem (plethorischem) Blut, gerötetem Gesicht und „Zornader", die bei geringen Aufregungen anschwillt. Es ist ihm zur Gewohnheit geworden, den Körperhaushalt durch fehlerhafte Ernährung, Fett- und Eiweissübermass, Weissmehl, Zucker, Alkohol, Nikotin und andere Reizstoffe zu belasten. Wenn bei ihm Kopfweh auftritt, so höre er auf dieses Warnsignal und ordne seine Lebensführung beizeiten, sonst muss er mit früher Alterung und den Folgen von Bluthochdruck, Arteriosklerose, Herzinfarkt oder Hirnschlag rechnen.

Die Arteriosklerose des alternden Menschen kann auch Kopfschmerzen verursachen. Die durch Starre und Kalkablagerung verengten Arterien verhindern die Durchblutung des Kopfes. Der Patient klagt über unbestimmtes Unbehagen, Benommenheit und leichtes, bis schweres Kopfweh in Nacken und Stirn, das den ganzen Tag anhält. Am Morgen nach Ruhelage des Kreislaufs ist der Zustand besonders quälend, abends wird er etwas leichter. Trotz des fortgeschrittenen Alterungsprozesses ist es oft möglich, mit Heilnahrung und vorsichtiger Kreislaufanregung durch ableitende Güsse über Füsse und Arme und durch milde Massagen eine Erleichterung, ja Schmerzfreiheit zu erreichen. Gymnastische Übungen mit rascher Kopfverlagerung und Bücken sind bei diesen Menschen zu vermeiden. Gute Atmung und reichlich Sauerstoff sind wichtig, geistige Anregung und Freude wirken als belebende Hilfe. Arteriosklerose kann diätetisch allmählich wieder abgebaut werden, wenn sie noch nicht allzu weit fortgeschritten ist. Hierüber gibt unser Bircher-Benner Handbuch Nr. 19 für Bluthochdruck, Herz- und Arteriosklerosekranke Auskunft und praktische Anleitung.

Anders ist der **Kopfschmerz beim herzkranken Menschen.** Das Herz kann nicht mehr genug leisten (Herzinsuffizienz). Der Körper leidet am Mangel an Sauerstoff und ist mit Stoffwechselschlacken überlastet. Dies wirkt sich aus als dumpfer Kopfschmerz. Bei Herzklappenfehlern mischt sich das arterielle mit dem venösen Blut. Das Gesicht ist bläulich, die Lippen blau. Der Patient kann nicht flach liegen und klagt bei Anstrengungen über Herzklopfen, Atemnot, Herzdruck und Kopfweh. Bei Herzinsuffizienz ist die diätetische Behandlung mit vegetabiler Frischkost (Rohkost) hochwirksam. Dadurch bessert sich die Herzleistung, vermindert sich die Viskosität des Blutes und erhöht sich der Sauerstoffgehalt im ganzen Körper massiv, so dass der Kopfschmerz in aller Regel verschwindet.

Störungen der Leberfunktion, nach Lebensmittelvergiftung, akuter oder chronischer Hepatitis, Fettleber durch Nährschäden, Leberzirrhose oder Entzündungen der Gallengänge verursachen **Kopfschmerzen durch Stoffwechselvergiftung**.
Geniesst der Leberpatient eine schwere, fettige Mahlzeit, wird er mit Kopfschmerzen, Völlegefühl, Übelkeit und Erschöpfung bestraft. Der Schmerz steigt vorzugsweise im Nacken und Hinterkopf auf und breitet sich dumpf im Schädel und in der Scheitelregion aus. Wurde die Gallenblase entfernt, so fehlt die Reservegalle für grössere Nahrungsmengen und die genannten Symptome treten dann besonders stark auf: mit brummendem Kopf als typischem Katersymptom wacht man nach einem Gelage mit viel Alkohol auf. Dies ist ein Zeichen dafür, dass in der Leber ein Rückstand entstanden ist, in der Entgiftungs- und Filterarbeit und in der Erzeugung von Verdauungssäften. Die diätetische Behandlung der Leber ist hier entscheidend und kann diesen Kopfschmerz überwinden. Für diesen Weg verweisen wir auf das Bircher-Benner Handbuch Nr. 2 für Leber- und Gallenkranke, das ganz wichtige Information und praktische Anleitung hierzu vermittelt.

Ein kranker Magen-Darmtrakt ist ein grosses Störfeld und eine der wichtigsten Ursachen für Kopfschmerzen. Ein während langer Zeit stoffwechselüberlasteter Organismus leidet sehr oft an chronischer Magen-Darm-Entzündung. Dadurch gerät er ungeachtet allen Überflusses in eine Mangellage infolge ungenügender und fehlerhafter Assimilation. Als Folgeerscheinung treten mancherlei Beschwerden auf, die bei kundiger Deutung auf die

Ursache schliessen lassen. Dazu gehören sehr oft Kopfschmerzen, neuralgische Schmerzen an verschiedenen Stellen des Körpers und an schlecht durchblutetem Gewebe durch verkrampfte Gefässe, blaurote Wangen, gerötete Nase, fleckige Rötung oder Pickel im Gesicht. Der Kopf und seine Gefässe sind ein feines Instrument der Registrierung bei Magen-Darm-überfüllung, Entzündung, Stauung, Infektion, Fäulnis, Gärung. Für den erfahrenen Arzt ist das eine sinnvolle Warnung, die zu Änderungen des Lebensstils und zu Heilmassnahmen ermahnt, und dass die krankmachenden Ursachen behoben werden.

Um das Kopfweh zu heilen, muss die Grundkrankheit behandelt werden: Dysbiose des Darmes, Säureüberschuss, oxydativer Stress und Verschlackung der Zwischenzellsubstanz des zarten Bindegewebes (Matrix) bedürfen einer Heilnahrung, welche das Milieu und das Mikrobiom des Darmes in Ordnung bringt, den Stoffwechsel massiv entlastet, die Verschlackungen allmählich wieder abbaut, antioxydativ wirkt und eine hochwertige Energie und biologische Information liefert zur Regeneration der Zellen. Diese Bedingungen erfüllt die vegetabile Frischkost (Rohkost) bei sachgemässer Anwendung.

Der schlaffe, träge Magen hängt weit in den Bauchraum hinunter. Die Cardia, sein Eingang, gleitet durch das Zwerchfell in den Brustraum hinauf (Hiatushernie) und wird undicht, so dass Magensäure in die Speiseröhre hinaufgelangt und Sodbrennen erzeugt (Refluxkrankheit). Die Fehlbesiedlung des Darmes setzt sich im Magen mit dem Bakterium Helicobacter pylori fort. Die Chronische Darmentzündung mit Überwucherung durch anaerobe Fäulnisbakterien, welche Endotoxine bilden, greift die Darmschleimhaut an und erzeugt Kopfschmerzen durch Vergiftung der Leber und des Organismus. Hier sind eine vollständige Umstellung der Ernährung auf eine vegetabile Kost mit hohem Frischkostanteil (Rohkost), knappe Nahrungsmenge, gutes Kauen, Verzicht auf Reizmittel wie Kaffee und Alkohol, disziplinierte, aufbauende Körperschulung, Wandertraining, Regelung der Ruhezeiten, des ganzen Lebensstils notwendig, um das Kopfweh zu heilen.

Manchmal kommen auch **ungewöhnliche Befunde als Kopfschmerzursache** in Frage, wie zum Beispiel Divertikel (Ausstülpungen) der Speiseröhre, ein hochsitzender Kaskadenmagen oder Lageveränderungen durch Verwachsungen. Solche Ursachen bedürfen besonderer, notfalls operativer Behandlung.

Chronische oder akute **Entzündungen des Dünndarms** können Kopfschmerzen verursachen. Meist sind sie mit Störungen der Leber, der Galle und der Bauchspeicheldrüse (Pankreas) verbunden. Auch da ist zu prüfen, ob nicht Verwachsungen, Divertikel, Verlagerung durch Krankheiten umliegender Organe zugrunde liegen.

Dass der Dickdarm Kopfschmerzen verursachen kann, ist altbekannt. Schon um das Jahr 1900 nannte ihn Arbuthnot Lane „The Cauldron of disease" (der Kessel der Krankheit), da er beobachtet hatte, dass dessen operative Entfernung vorhandene Kopfschmerzen, rheumatische Erkrankungen u.a.m. zum Verschwinden brachte. In der Folge zeigte sich dann, dass dieses Ziel besser nicht chirurgisch, sondern durch diätetische Therapie zu erreichen ist. Die Fäulnis im aufsteigenden Dickdarm, die Entartung des Mikrobioms (Darmflora), die chronische Verstopfung wirken als Infektionsherd und Vergiftungsquelle, auf welche der Kopf mit dumpfem Kopfschmerz oder Migräneanfällen reagiert. Leicht kann man verstehen, dass eine Kopfwehtablette die Ursache nicht überwindet, Ja, sie verschleiert die Zusammenhänge nur und führt, wie die meisten vermeintlich kurzen Wege, in die Sackkasse der chronischen Erkrankung hinein. Die diätetische Therapie der Magen-Darm-Krankheiten ist im Bircher-Benner Handbuch Nr. 14, für Magen-Darmkranke, eingehend besprochen. Kopfwehkranke sollten sich damit vertraut machen.

Im Buch „Vom Werden des neuen Arztes" berichtet Bircher-Benner über einen interessanten Fall: ein 26-jähriger Buchhalter mit extrem fortgeschrittener, unheilbarer Magensenkung und völliger Erschlaffung der Unterleibsorgane gelangte zu vollständiger Ausheilung, indem er zwei Jahre lang durch Europa wanderte und sich auf frugalste Weise ernährte, so weit wie möglich von Rohkost." Ähnliches wird auch bei Paracelsus, Hufeland und Kneipp berichtet. Bei solcher Heilung verschwinden auch die Kopfschmerzen und manch andere Übel.

Chronische **Nierenkrankheiten** Schrumpfnieren nach Nierenbeckenentzündungen, Vergiftung der Nieren durch Schmerzmittel (interstitielle Nephritis), gehen mit Kopfschmerzen einher. Jedermann sollte heute erfahren, dass regelmässig eingenommene Schmerz- Aufpeitsch- und Schlafmittel schwere Nierenschäden mit Dauerkopfschmerz verursachen können. Beim Süchtigen verursacht auch das Absetzen von Schmerzmitteln, sowie von Alkohol, Nikotin, Kaffee u.a. vorerst Kopfweh und manch andere Krankheitsgefühle. Nur sehr sachkundige und tatkräftige ärztliche Hilfe und ein starker Wille des Patienten werden verhindern, dass beim Abstinenzversuch ein Rückfall in die Sucht erfolgt. Bei Nierenversagen (beginnender Urämie oder Eklampsie während einer Schwangerschaft) zeigen Stirnkopfschmerz, hervorquellende Augenlider, Benommenheit und oft Übelkeit den bedrohlichen Zustand an. Jeder Nierenpatient muss sorgsam ärztlich behandelt werden. Wir verweisen auf das Bircher-Benner Handbuch Nr. 12 für Nieren- und Blasenkranke.

Kopfschmerzen entstehen, wenn eine Raumbeengung im Schädelinnern entsteht, durch einen **Tumor**, eine **Hirnblutung** oder Anschwellen des Gehirns durch ein *Schädeltrauma,* eine **Hirnerschütterung** oder eine **Hirnhautentzündung (Meningitis)** oder eine **Hirnentzündung (Enzephalitis).** Eine Hirnhautentzündung erzeugt eine typische, schmerzhafte Nackensteife, so dass man den Mund nicht mehr auf das Knie bringen kann. Tumorkopfschmerzen haben einen besonderen Charakter. Der Arzt kann einen erhöhten Innendruck im Schädelraum am Augenhintergrund erkennen. Heute ist er durch Magnetresonanztomographie oder Computertomographie einfach zu diagnostizieren.

Geisteskrankheiten nehmen gelegentlich ihren Anfang mit schmerzhaften Empfindungen im Kopf und werden leicht verkannt, da keine anatomische Ursache zu finden ist. Erst später wird erkannt, dass die schmerzhaften Sensationen bereits Gefühlsstörungen und falsche Körperempfindungen waren, die dann in eine Geisteskrankheit einmündeten. Heute vermutet man, dass diese durch Veränderungen des Stoffwechsels und der Botenstoffe des Nervensystems (Neurotransmitter) entstehen und dass sie, wenn früh erkannt, bekämpft werden können. Die tiefere Ursache kann seelischen oder körperlichen Ursprungs sein, so dass in jedem Fall eine ganz sorgfältige somatische und psychologische Abklärung notwendig ist.

Seelische Leiden, Erschöpfung, Trauer, Überforderung, Verstimmungen oder überfordernde Denkarbeit lassen den Kopf als Träger bedrückender Gedanken, Schmerzen, Druck, Benommenheit und Unbehagen als krank empfinden.

Der Schwermütige empfindet oft eine „bleierne Schwere", eine Benommenheit oder Leere im Kopf. Nur mühsam kann er seine Unlustgefühle überwinden und sich zur täglichen Arbeit zwingen. Er fühlt sich überfordert und kämpft unentwegt gegen innere Abwehr und Erschöpfung. Sehr oft empfindet er seinen Kopf als schmerzhaft, drückend, die Kopfhaut als gespannt und druckempfindlich. Da die Depression oft nicht nur seelische, sondern auch körperliche Ursachen haben kann, muss auch dieser Kopfschmerz sehr ernst genommen werden. Leber, Nieren, Hormonstörungen, Blutarmut, Blutübersättigung, Gicht u.v.m. sind Gründe oder Anlagen, welche zur Schwermut führen können. Sie müssen sorgsam erforscht und die körperlichen Hintergründe diagnostiziert werden.

Ein Kind, das aus elterlichem Ehrgeiz eine seine Kräfte überfordernde Schule besucht, kann im Widerspruch zwischen „gutem Willen" und innerem Widerstand Kopfweh entwickeln. Einsamkeit, unüberwindliche Hindernisse, verdrängte Kampfgelüste, erzwungenes Erreichenwollen eines Zieles („mit dem Kopf durch die Wand") können Kopfschmerzen verursachen. Hier bedarf der Kopfwehleidende grossen Verständnisses und geduldiger, abwartender Aussprache. Werden die seelischen Zusammenhänge verstanden, so ist dem Kopfweh oft der Boden entzogen und es heilt aus.

Hitzschlag und Sonnenstich: Überhitzung des Körpers während längerer Zeit in heissen Räumen oder heissem Klima kann bei sensiblen Menschen eine Blutstauung im Kopf mit Erschlaffung der Gefässe und erschwertem Blutabfluss bewirken. Es kann zu Kreislaufversagen und Ohnmacht mit schwersten Kopfschmerzen kommen. Solche Zustände können besonders für Kleinkinder und ältere Menschen lebensgefährlich sein. Bei Abkühlung des Körpers und Ruhe klingt dieser Zustand jedoch relativ rasch ab. Der *Sonnenstich* entsteht durch zu intensive Besonnung des Kopfes, wobei die Symptome jenen einer Hirnerschütterung oder Hirnhautreizung, d.h. einer lokalen Störung im Bereich des Kopfes mit Schwellung der Hirnhäute, migräneartigem Kopfschmerz, Nackensteife, Übelkeit und Schwindel, gleichen. Die Beschwerden treten im Anschluss an die Besonnung akut auf, klingen aber sehr langsam ab und können während Wochen und Monaten noch eine Überempfindlichkeit auf Sonnenlicht hinterlassen. Ein Sonnenstich muss immer ärztlich untersucht und behandelt werden, da eine Hirnhautentzündung ausgeschlossen werden muss. Er benötigt längere Ruhigstellung.

Unfälle und Hirnerschütterung oder Schädelverletzungen können bei ungenügender Erholung jahrelang Kopfschmerzen hinterlassen. Nach einer Hirnerschütterung verordnet der Arzt eine längere, oft mehrwöchige Bettruhe und Schonung des Kopfes. Auch ein scheinbar leichter Unfall kann Schwindel, Kopfweh, Gedächtnisschwäche oder kurze Ohnmacht, Übelkeit oder Erbrechen nach sich ziehen, Erscheinungen, die nur bei völliger Ruhe verschwinden. Hirnerschütterungen sind meist mit einem *Schleudertrauma* der Halswirbelsäule verbunden. Auch dieses kann währen vielen Monaten Kopfschmerzen, Konzentrationsstörungen und neurovegetative Symptome hinterlassen, da die Bänder der Halswirbel überdehnt wurden. Chiropraktische Manipulationen sind hier strikte zu unterlassen, während die Neuraltherapie der Halswirbelsäule als einzige Möglichkeit das Schleudertrauma heilen kann, da sie die Bänder regeneriert und strafft.

Wenn nach einem banalen grippalen Infekt mit Schnupfen und Halsschmerzen unvermutet starker Stirnkopfdruck auftritt, muss an eine **Nebenhöhlenentzündung** (Sinusitis) gedacht werden. Diese Kopfschmerzen werden tief drinnen empfunden, strahlen in die Augen, in die Stirn und Schläfen und manchmal in die Zähne aus und verstärken sich beim Bücken. Antibiotika sollten nur im schlimmsten Fall eingesetzt werden, da sie resistente Bakterien züchten, so dass die Nebenhöhlenentzündung chronisch wird und bei einer nächsten Erkältung leicht wieder aufflammt. Bettruhe, viel Trinken von Lindenblütentee mit Zitrone und Honig, Inhalationen mit Heilpflanzen und die korrekt gewählte homöopathische Arznei, sowie die Neuraltherapie sind hier sehr wirksam für eine definitive Ausheilung. Bei rezidivierenden Kopfschmerzen durch eine chronische Nebenhöhlenentzündung ist eine sorgsame ärztliche Abklärung nötig. Oft findet man Infektionsherde in den Mandeln oder den Wurzelspitzen der Zähne, welche die Rezidive und chronische Kopfschmerzen erzeugen können.

Infektionskrankheiten, wie Lungenentzündungen, Scharlach, Viruskrankheiten wie Masern, Mumps, beginnen meistens mit Kopfschmerzen und führen besonders dann zu einer Hirnhaut- oder Hirnentzündung, wenn das Fieber mit Medikamenten unterdrückt wurde. Dadurch schlägt die Krankheit nach innen. Sind die Kopfschmerzen stark, muss in jedem Fall ein Arzt beigezogen werden, um eine **Hirnhautentzündung** auszuschliessen. Nackenschmerz und Nackensteife sind wichtige Zeichen dafür, können aber bei Kleinkindern fehlen. Bei ihnen ist das sicherste Zeichen, dass ein Knie nicht mehr an den Mund gebracht werden kann, ohne dass es weint (Kniekussphänomen). Ein Arzt muss sofort gerufen und das Zimmer verdunkelt und für absolute Ruhe gesorgt werden. Bis er da ist, kann die homöopathische Arznei Belladonna in der Potenz C200 sofort und alle 3 Minuten gegeben werden, oft mit rettender Wirkung. Auch können kühle Nackenkompressen Erleichterung verschaffen. Die **Tuberkulose** ist durch die veränderte Hygiene und antibiotische Therapie glücklicherweise seltener geworden. Lungen- und Bauchtuberkulosepatienten klagen oft früh über Kopfschmerzen, welche durch die Bakterientoxine entstehen. Ausgeheilten Patienten wird oft eine Mastkost empfohlen, um ihr Gewicht wieder zu erhöhen. Darauf reagieren sie mit Leber- und Darmschäden, so dass ihre Kopfschmerzen bleiben. Die antibiotischen Therapien von Infektionskrankheiten hinterlassen immer mehr oder weniger ausgeprägte Schäden in der Darmflora, mit Gärungs- oder Fäulnisdyspepsie, Darmkatarrh und Kopfdruck. Dann reagieren die Patienten besonders nach schweren Mahlzeiten, scharfen Gewürzen oder Süssigkeiten mit Kopfschmerzen.

Kopfschmerzen entstehen nicht selten durch die Augen: überforderte Augen durch stundenlanges Arbeiten mit Computern, andauernde Nachtarbeit, Arbeit unter greller oder ungenügender Lichtquelle in engen Räumen, die eine ständige Überanpassungsleistung der Akkomodations- und Augenmuskeln erfordern, auch langes Mikroskopieren oder längeres Lesen zu kleiner Druckschriften, können schliesslich nicht nur schmerzende, juckende, geschwollene Augen, sondern auch Stirn- und Schläfenkopfschmerzen hinterlassen. Bei solcher Überlastung soll oft unterbrochen und entspannt ins Weite, ins Grüne geblickt werden und die Hände sanft auf die Augen gelegt werden, bis Entspannung eintritt. Kurzsichtige Menschen sind besonders für Augenkopfschmerzen gefährdet oder Menschen, deren Sehkorrektur nicht korrekt ausgeführt wurde. In jedem Fall von solchen Kopfschmerzen ist eine augenärztliche Untersuchung angezeigt. Treten starke Augenschmerzen auf, besonders wenn anfallsweise, so muss man unverzüglich zum Augenarzt, um einen erhöhten Augenkammerdruck (Glaukom) auszuschliessen. Augentropfen, meist Betablocker, haben viele Nebenwirkungen, während der Augendruck sich nach mehreren Wochen vegetabiler Frischkost (Rohkostdiät) zuverlässig normalisiert.

Der Nackenschmerz (Cervicalsyndrom) ist eine weitere Form des Kopfschmerzes. Er beginnt als leises Ziehen und kann beidseitig sich einseitig so verstärken, dass er empfunden wird, als ob straff Stränge, wie „Drahtseile", vom Nacken in den Schädel ziehen würden, die auf ihrem Wege „zermalmende" Schmerzen vom Schultergebiet bis zum Hinterkopf, ja bis zur Stirne hinterlassen würden. Er kann auch in den Arm ausstrahlen (Cervicobrachialsyndrom).

Diese Kopfschmerzen kommen zustande, wenn die tiefe Muskulatur der Halswirbelsäule, welche unserer Willkür nicht zugänglich ist, sich verkrampft, um die Halswirbelsäule zu stabilisieren, besonders wenn durch ein Schleudertrauma die tiefen Bänder der Halswirbel überdehnt worden sind oder durch eine schlechte Haltung geschädigt sind. Die Bewegung der Halswirbelsäule ist dann eingeschränkt und es fühlt sich an, als ob eine schwere Last auf dem Nacken liegen würde. Der im Beruf stundenlang Sitzende, den Blick im Bildschirm gefangen, ist hierfür besonders gefährdet. Das kleine Kind trägt seinen Kopf noch stolz und aufrecht auf der Halswirbelsäule. Aber schon beim Schreibenlernen und Mappentragen oder in der Angst vor strengen Eltern oder Lehrern, wird nur zu oft die Haltung gebückt, seitlich geknickt und einseitig belastet, so dass die Halswirbelsäule verformt wird. Nur zu oft wird das Selbstvertrauen gekränkt, da der Lehrer es nicht mag oder die Eltern und die Schule es überfordern. Aber auch Kränkungen oder Sorgen knicken die Haltung der Menschen. Im Alter findet man oft arthrotische Veränderungen an den Halswirbelsäulengelenken, die aber nicht unbedingt solche Schmerzen verursachen müssen. Die Intelligenz des Körpers verbreitert geschädigte Gelenke, indem seitlich Knochen an die Gelenkflächen angebaut wird, um diese zu verbreitern. Werden diese im Alter zu breit, so können sie die Nervenwurzeln der Halswirbelsäule einengen, so dass neuralgische Schmerzen entstehen.
Viele Schmerzen am Schädel, dem Nacken, der Schulter, Ellbogen und bis zur Hand haben ihren Ursprung in der Halswirbelsäule. Sie heilen erst, wenn diese sachkundig behandelt wird. Neben der allgemeinen Behandlung der rheumatischen Grundkrankheit durch die Diät und Ordnungstherapie, wie Sie sie im Bircher-Benner Handbuch Nr. 10 für Rheuma und Arthritiskranke beschrieben finden, ist die Neuraltherapie die wirksamste Behandlung der Halswirbelsäule. Osteopathie, Bindegewebsmassage, Craniosakraltherapie, durchblutungsfördernde Güsse und Kompressen, Fangopackungen, Extensionen helfen bei der Heilung mit. Mit chiropraktischen Manipulationen ist Vorsicht geboten.

Der neuralgische Kopfschmerz wird stechend, schneidend, oft elektrisierend empfunden (Neuralgie). Er schiesst von unter dem Ohr hervor und verbreitet sich über Kiefer, Stirn und Augen, meist einseitig, besonders bei Wetterwechsel und zu bestimmten Jahreszeiten. Er kommt scheinbar immer wieder zur Ruhe, um dann aber umso plötzlicher wieder aufzuflackern. Dieser neuralgische Kopfschmerz ist eine äusserst lästige, zum Glück relativ seltene Erkrankung. Er kann verschiedene Nervenäste betreffen. Die Attacken treten zuweilen tage- bis wochenlang wiederholt auf, ähnlich der bekannteren Oberarmnervenentzündung (Brachialneuralgie) oder der Ischiasnervenentzündung.
Die Ursache kann in Viruserkrankungen, Zahnwurzelabszessen oder anderen Herdinfektionen in den Mandeln, im Darm, in der Gallenblase, in den Stirn- und Kieferhöhlen usw. liegen, oder in einer Schädigung durch Stoffwechselgifte

oder andere Toxine. Der Nerv kann durch Kälteeinwirkung oder durch Druck einer Geschwulst im Innern des Kopfes geschädigt sein oder durch operative Eingriffe. Narben von Kopfverletzungen können eine wichtige Teilursache für Migräneanfälle sein. Sie können durch die Neuraltherapie entstört werden, was die Kopfschmerzen oft beseitigt. Patienten mit Neuralgien waren oft schon sehr erschöpft, als die Neuralgie begann und geraten durch diese unberechenbar auftretende Qual in einen noch viel tieferen Erschöpfungszustand hinein. Am bekanntesten ist die Trigeminusneuralgie. Die Neuraltherapie ist hier in jedem Fall indiziert und kann von grosser Hilfe sein.

Die Gürtelrose (Herpes Zoster) beginnt, falls sie Nervenäste im Nacken- und Kopfgebiet befällt, ebenfalls mit neuralgischen Kopfschmerzen. Sie bedarf intensiver Behandlung und ganz besonders der Neuraltherapie. Auch andere Viren können neuralgische Kopfschmerzen hinterlassen und ganz besonders ein Alkoholkonsum oder Diabetes mellitus.

Der Kopfschmerz bei Allergie: Allergie entsteht im Darm, wo die Immunzellen ihre Immunkompetenz erlernen, bei krankem Milieu und geschädigter Bakterienflora (Mikrobiom).
Die Ursache ist in erster Linie die allgemein verbreitete Fehlernährung mit viel tierischem Fett, Fleisch, Milchprodukten, Weissmehl, Zucker, viel Salz, industriell verkünstelten Nahrungsmitteln, Kaffee, Alkohol und anderen Reizmitteln. In der Regel besteht eine Unverträglichkeit auf eine Vielzahl von Nahrungsmitteln, ganz besonders oft auf Milchproteine, Weizen und Hefepilze. Zahnamalgame, Schwermetall- und andere Giftstoffe, elektromagnetische und seelische Belastungen, ungeordnete Lebensweise, Schlaf-, Bewegungsmangel und Stress begünstigen allergische Krankheiten. Die Barrierenfunktion der Darmschleimhaut versagt. Histaminhaltige Nahrungsmittel werden immer weniger gut vertragen und lösen zunehmend Allgemeinreaktionen, Atemnot und Kopfschmerzen bis zur Migräne aus. Gegen die tierischen Nahrungsmittel, deren Eiweisse dem Menschen zu ähnlich sind und zunehmend auch gegen immer mehr ähnliche pflanzliche Eiweisse, werden zuerst IgG4 Antikörper und wenn die Unverträglichkeit stärker wird, IgE Antikörper gebildet. Dies wirkt sich auf den ganzen Organismus und ganz besonders auf die Schleimhäute der Atemwege, der Nase, der Mundhöhle, der Bronchien aus. Die Kopfschmerzen bei Allergie haben meist Migränecharakter. Herdinfekte können als ständiger Reiz die Allergie verschlimmern. Aufregung, Hast, Ärger und Kopfschmerzen gehören fast immer zum Krankheitsbild des Allergikers. Oft leiden die Patienten abwechselnd an Asthma, Heuschnupfen und Migräne. Die Heilung der Allergie geschieht durch eine grundlegende Änderung der Ernährungs- und Lebensweise. Wir verweisen hier auf das Bircher-Benner Handbuch Nr. 23 für Allergiekranke.

Zwei Kopfschmerzpatienten

Das erste Beispiel

Ein 17-jähriges Mädchen leidet unter täglichen Kopfschmerzen, Müdigkeit, Arbeitsunlust und gedrückter Stimmung. Das hat sich seit zwei Jahren gesteigert und nun ist es so weit gekommen, dass sie trotz ihrer Jugend mehrmals pro Woche zu Tabletten greifen muss. Eines Morgens kann sie nicht zur Schule, wird ohnmächtig und danach schwindlig. Die Mutter bringt sie zum Arzt.

Das Mädchen ist bleich, hat verquollene Gesichtszüge und unreine Haut. Als Mittelschülerin hat sie von morgens 7 Uhr bis abends 6 Uhr einen übervollen Stundenplan, mit Privatstunden zusätzlich und Heimarbeit und kommt erst nach 22 Uhr zu Bett, um sich am Morgen mühsam zu erheben, das Frühstück herunterzustürzen und in die Schule zu „fliegen". Sie ist fleissig und gewissenhaft und kommt kaum an die frische Luft. Die Mutter bemüht sich um „kräftige" Ernährung: Fleisch, Eier, Bouillon, Milch, Weissbrot und Pudding, fast kein Frischobst und Salat. Infolgedessen ist das Mädchen chronisch verstopft, verschlimmert, da sie „einfach nicht die Zeit hat" für ihre Notdurft, wegen der ständigen Hast; ein Verhalten, das unzählige junge Menschen zur Darmlähmung bringt.

Die Kopfschmerzen beginnen jeden Morgen und erschweren die Arbeit sehr. Sie ist verzweifelt, denn Prüfungen stehen bevor, versagt man, muss man das Gymnasium verlassen. Nachtarbeit und Übermüdung nehmen zu und der Darm arbeitet schon gar nicht mehr. Immer häufiger nimmt sie ihre Kopfwehtabletten und Abführmittel. Sie bewirken eine eigenartige, taumelnde, benommene Wachheit, in die sich ab und zu Schwindel und Unwirklichkeitsgefühle mischen. Nun fängt sie noch an, morgens eine Zigarette zu rauchen, fühlt sich danach kurze Zeit ruhiger und kann Stuhl entleeren. Dann fällt sie in die erwähnte Ohnmacht, die sie zum Arzt führt.

Der Arzt stellt Blutarmut (Anämie), Mineralstoff- und Vitaminmangel fest, neben Obstipation, Schwindel und schlechtem Kreislauf; typische Zeichen der Fehlernährung und Bewegungsmangel, was sich in der Pubertätszeit besonders stark auswirkt. Der therapeutische Weg ist dem Arzt klar: statt Kopfschmerztabletten Diätetik und Ordnungstherapie.

Das Mädchen erhält dreimal täglich vegetabile Frischkost, Vollkornbrot, Weizenschrotbrei und Grünblattsalate. Nach 2 Wochen arbeitet der Darm wieder. Der Kopf ist entlastet, der Geist wieder klarer. Der Tag wird geplant, eingeteilt, Bewegung an frischer Luft ermöglicht, Trockenbürsten, kalte Güsse und gesunde Hautpflege. Die Haut im Gesicht wird rein und schön. Am schwierigsten erweist sich die Entwöhnung vom Rauchen. Die Entwöhnungsarbeit war erfolgreich, da die Patientin noch jung, intelligent und einsichtig war und selbst mit aller Energie Heilung und Suchtbefreiung wünschte.

Dieser Weg der Heilung scheint einfach. Er ist aber nicht leicht zu gehen. Der Kampf um die Genesung verlangt, besonders zu Beginn von der Patientin innere

Kraft und viel Verständnis von Seiten der Angehörigen. Doch wird man durch die vollständige, dauerhafte Genesung mit viel Freude, Wohlbefinden und Reifung der Persönlichkeit belohnt und wird für die Anderen zum Vorbild.

Ein zweites Beispiel

Eine blasse, schlanke, müde aussehende Frau in den frühen Vierzigerjahren tritt in klinische Behandlung wegen chronischer Kopfschmerzen, die auf keine Behandlung angesprochen hatten. Sie lebt in einem grossen Haus und hat ihre Familie und den grossen Haushalt zu führen. Ihr Gatte ist Geschäftsmann und sie hat gesellschaftliche Verpflichtungen und begleitet ihn oft auf Geschäftsreisen mit Hotelkost und muss bei solchen Anlässen durchhalten, ohne ihre Müdigkeit zu erkennen zu geben. Mit bezauberndem Charme erfüllt sie ihre Aufgaben mit unfehlbarer Gewissenhaftigkeit und Selbstdisziplin und erwartet dasselbe von ihren Kindern.

Sie ist eine zarte Frau und war in ihrer Kindheit oft kränklich gewesen. Sie muss sich gegen die immer grösser werdende Erschöpfung wehren und „das Gesicht wahren". Als junges Mädchen hat sie eine Lungendrüsentuberkulose durchgemacht und bei der dritten Geburt eine Krise mit hohem Blutdruck und Nierenversagen (Eklampsie). Seit Jahren leidet sie an Blutarmut (Anämie).

Sie erinnert sich an die früh verstorbene Mutter, die ebenfalls sehr zart war und ununterbrochen an Kopfschmerzen gelitten hatte. Die Kinder mussten ihr jeweilen die Tabletten aus der Apotheke heimbringen. So wundert nicht, dass das Tablettenschlucken auch bei der Tochter selbstverständlich wurde, als ihr Kopfweh immer häufiger sie quälte. Das Beispiel der Mutter wies ihr den Weg.

Ihre Kopfscherzen begannen bald nach der durchgemachten Tuberkulosetherapie, mit damals üblicher Mastdiät und Liegekur. Es befiel sie am Morgen beim Aufwachen, zuerst in grösseren Zeitabständen, dann immer häufiger und schliesslich waren die schwere Stirne, der ziehende Nacken, Schmerz und Verzweiflung der tägliche Morgengruss. Trotz alldem musste der Tag durchgekämpft werden und sie erfüllte ihre Pflichten gut, ja brillant. Dass das nur mit immer mehr Tabletten möglich war, brauchte niemand zu wissen.

Mit 6 bis 10 Tabletten pro Tag wurde sie schliesslich in unsere Klinik gebracht, denn auch diese Dosierung half ihr nicht mehr. Zudem litt sie an hartnäckiger Stuhlverstopfung und die Regelblutungen waren unregelmässig und sehr schmerzhaft, mit gesteigertem Kopfschmerz.

Die Untersuchung zeigte eine fortgeschrittene, bedrohliche Nierenentzündung (interstitielle Nephritis), Anämie und Bluthochdruck als Folge der Schmerzmittelvergiftung. Sie hatte viel Gewicht verloren

Die Ursache ihrer Kopfschmerzen lagen in ihrer Konstitution, im Beispiel der Mutter und in der gewaltigen Stoffwechselüberlastung durch die Mast-Liegekur in der Tuberkuloseklinik, welche zur Dauerverstopfung und zur Schmerzmittelsucht mit Nierenschädigung und Blutarmut geführt hatte.

Auch hier war die Behandlung für die Patientin ein mühsamer Weg, aber sie ging ihn tapfer im Bewusstsein der Lebensgefahr, in welcher sie wegen des drohenden Nierenversagens (Urämie) schwebte und wegen der Verantwortung gegenüber der Familie. Die Schmerzmittel wurden sofort abgesetzt. Frischsaftfasten, mehrwöchige Rohkostperioden, tageweise Bettruhe mild milden Durchwärmungsbädern, Packungen, Kurzwellentherapie der Nierengegend, Bindegewebsmassage für die Zonen des Darms und der Nieren, wechselwarme Waschungen, Trockenbürsten der schlecht durchbluteten Haut und autogenes Training zur völligen Entspannung wurden konsequent durchgeführt. Statt Schmerzmitteln erhielt sie bei Kopfweh heisse Nacken- und Rückenkompressen. Die Ursachen ihrer Erkrankung und die Wirkung des Heilungsweges wurden sorgsam erklärt.

Der Erfolg stellte sich langsam ein. Die Blutwerte besserten sich, ebenso die Nierenfunktion und der Darm. Trotz knapper Nahrungsmenge stieg das Körpergewicht allmählich an. Während den drei Wochen Therapie in der Klinik war die Durchführung nicht sehr schwierig für sie. Anders jedoch zu Hause, wo sie sich den häuslichen Pflichten und Gewohnheiten gegenübergestellt sah. Noch brachen bei Anstrengungen die Kopfschmerzen herein. Sie hatte die Kraft und Einsicht, auf die Schmerzmittel zu verzichten und milderte sich diese soweit dies möglich war mit Bettruhe und strikter vegetabiler Rohkost. Probierte sie Fleisch, Fisch, Kaffee, Schwarztee oder Kochsalz, so löste dies sofortige Rückfälle aus, so dass es ihr gelang, dies alles streng zu vermeiden. Vierteljährlich wurde der Zustand vom Arzt der Klinik geprüft. Als sie der Versuchung erlag, wieder das Medikament zu nehmen, kehrten Bluthochdruck, Blutarmut und das Nierenversagen sofort wieder zurück. Nach einem Jahr waren die Befunde erstmals normal. Sie hat weiter an Gewicht zugenommen, sieht blühend aus und hat wieder Lebensmut.

Ihre Kinder hatten ebenfalls gekränkelt und waren nun aufgeblüht. Eines von ihnen hatte bereits zu chronischen Kopfschmerzen geneigt und war in der Schule durch übermässige Gewissenhaftigkeit aufgefallen. Auch dieses Kind wurde allmählich gesund.

Zusammenfassung zur Vielfalt der Kopfschmerzen

Sie sehen, dass es sehr verschiedene Arten und Ursachen von Kopfschmerzen gibt. Die gemeinsame Hauptursache ist jedoch die Vergiftung des Organismus durch Entfremdung von den natürlichen Ordnungen des Lebens von Körper und Seele. Der erste Schritt zur Heilung jeglicher Art von Kopfschmerz ist die Rückkehr zu gesunder Lebensführung mit vollwertiger, natürlicher, eher knapper Nahrung, täglicher Bewegung und Körperschulung, Haltungskorrektur, Klärung von Konflikten, Spannungen und Verzagtheiten. Es ist wichtig, das Leben und die ganze Persönlichkeit eines Kopfschmerzpatienten zu erkunden und zu verstehen und die Umstände zu untersuchen, unter welchen die Kopfschmerzen begonnen hatten. Bestanden sie von klein auf? Litt schon die Mutter oder der Vater daran? Liegt eine Infektionskrankheit zu Grunde, eine Leber-, Magen-, Darmstörung? Begannen sie bei Gelegenheit eines grossen Festes mit Galadiner oder nach einer Zeit körperlicher, seelischer oder nervlicher Anstrengung? Begann es bei einem akuten Katarrh oder schweren, anhaltenden Schnupfen?

Nicht selten sind seelische Leiden die Hauptursache für Kopfschmerzen. Der Kopf, als Träger der Gedanken und Geisteskraft, muss rein und klar gehalten werden. Eine „verstaubte Glühbirne" kann nicht richtig leuchten. Der Kopf ist ein feinstes Registrierinstrument aller Störvorgänge im Organismus. Darum ist die ganzheitliche Erforschung und Behandlung der Kopfschmerzen für die Heilung entscheidend.

Der Cluster-Kopfschmerz

„Cluster" bedeutet auf Englisch: „Gruppe", „Häufung". Er äussert sich unter anderem durch einen streng einseitig und in Anfällen auftretenden, extrem heftigen Kopfschmerz im Bereich der Schläfe und des Auges. Er tritt in Abständen stark gehäuft auf. Dazwischen können sich dann für Monate bis Jahre beschwerdefreie Intervalle anschliessen. Er wird auch als Bing-Horton Neuralgie oder „Histaminkopfschmerz", als „Suicide headache" oder Erythroprosalgie bezeichnet, da das Gesicht hochrot wird.

Die Anfälle dauern meist zwischen 15 Minuten und drei Stunden und treten vornehmlich im Schlaf auf. Bei 78 % der Patienten ist er immer auf derselben Seite. Der Clusterkopfschmerz zeigt eine ausgeprägte Tagesrhythmik. Am häufigsten tritt er ein bis zwei Stunden nach dem Einschlafen, in den frühen Morgenstunden oder am Mittag auf. In der Zeit der Anfälle erscheint der Kopfschmerzanfall zwischen ein und acht Mal täglich.

Der Schmerz wird als unerträglich, reissend, bohrend oder brennend beschrieben. Meistens tritt er ums Auge herum auf, seltener im Bereich der Schläfen und des Hinterkopfs. Während des Anfalls sind die Patienten von Unruhe getrieben, von Agitiertheit, wandern umher oder schaukeln mit dem Oberkörper, im Gegensatz zur Migräne, wo die Patienten sich hinlegen und Ruhe suchen. Zwischen den Attacken verspürt ein Teil der Patienten einen leichten Hintergrundschmerz.

Zum Schmerz hinzu tritt meistens eines der folgenden Begleitsymptome auf der schmerzhaften Seite auf:

- Eine gerötete Bindehaut auf der Seite des Schmerzes und/oder Tränen des Auges
- Eine laufende oder verstopfte Nase
- Eine Schwellung des Augenlides (Lidödem)
- Starkes Schwitzen an der Stirn oder im ganzen Gesicht
- Eine verengte Pupille (Myosis) und/oder ein über das Auge hängendes Augenlid (Ptosis).

Meistens ist den Patienten übel und sie sind etwas empfindlich auf Licht und Geräusche, nicht so stark wie Migränepatienten. Ein Viertel der Patienten erlebt vor dem Anfall eine Aura, was Anlass zur Verwechslung mit einer Migräne gibt, zumal auch bei einer Migräne einseitige neurovegetative Symptome auftreten können.

Man unterscheidet den episodischen Cluster-Kopfschmerz, mit Remissionsphasen von mehreren Monaten bis zu Jahren, vom chronischen Cluster-Kopfschmerz, wenn die Remissionen weniger als drei Monate betragen. Vom episodischen Cluster-Kopfschmerz sind 80 % der Patienten betroffen, vom chronischen 20 %.

Auch gibt es einen „sekundären bzw. symptomatischen Cluster-Kopfschmerz", bei welchem eine zu Grunde liegende Krankheit ihn verursacht, wie zum Beispiel ein Hirntumor, ein Entzündungsherd, ein Areal eines durchgemachten

Hirninfarktes, Angiome (Arterienerweiterungen), Hypophysenadenome (gutartige hormonbildende Tumoren der Hirnanhangsdrüse) oder eine Infektionskrankheit. Darum muss bei jedem Patienten mit Cluster-Kopfschmerz eine gründliche Abklärung zum Ausschluss einer solchen Ursache erfolgen. Der Schmerz ist so stark, dass die meisten Patienten ihn auf einer Skala von 0–10 als 10 bezeichnen. Frauen erleben ihn stärker als den Geburtsschmerz.

Die Epidemiologie des Cluster-Kopfschmerzes

Betroffen sind 0,1 bis 0,15 % der Bevölkerung, Männer 4,3 mal häufiger als Frauen. In 2 bis 7 % leiden Verwandte ebenfalls an Cluster-Kopfschmerz, ohne dass eine Vererbung nachgewiesen werden konnte. Oft beginnt dieser Kopfschmerz zwischen dem 28. und 30. Lebensjahr, kann aber in jedem Alter auftreten. 15 Jahre nach dessen Auftreten, leiden 80 % der Patienten noch immer daran. In 12 % geht die episodische Form in die chronische Form über, nur selten umgekehrt. Im höheren Alter verschwindet dieser Kopfschmerz bei einigen Patienten.

Die Ursache des Cluster-Kopfschmerzes

Man vermutete eine Erweiterung oder Entzündung der Blutgefässe. Dies wurde aber nicht bestätigt, denn dies war eher die Folge als die Ursache des Cluster-Kopfschmerzes. Bestimmte schmerzleitende Bahnen im Nervus trigeminus werden stimuliert, durch noch unbekannte Einflüsse. Dies führt zu einer Kaskade von Veränderungen des Hirnstoffwechsels. Im PET-CT des Gehirns, überlagert mit einer Kernspintomographie, zeigt der Hypothalamus und die Schmerzmatrix eine erhöhte Aktivität. Darum vermutet man die Ursache im Hypothalamus. Er steuert wichtige Regelkreise wie den Blutdruck und den Wach-Schlafrhythmus. Für dessen Ursache sprechen die Zeiten des Auftretens der Attacken, die Häufung im Frühling und im Herbst und dass häufig Störungen von Hormonen auftreten, die den Tagesrhythmus steuern, wie zum Beispiel des Melatonins. Bei Patienten mit Cluster-Kopfschmerz ist der Hypothalamus anders und zwar dessen graues Areal. Auch konnten mittels H-Magnetresonanzspektroskopie in diesem Areal biochemische Unterschiede im Vergleich zu gesunden Menschen nachgewiesen werden. Auch die graue Substanz des Schmerzareals ist bei Patienten mit Cluster-Kopfschmerz verändert. Diese Veränderung unterscheidet sich während oder ausserhalb der Schmerzepisode und ist anders bei Patienten mit episodischem, als bei denjenigen mit chronischem Cluster-Kopfschmerz. Bei der chronischen Form bildet sie sich teilweise zurück. Man nimmt an, dass diese Veränderungen die Anpassungsfähigkeit des Gehirns auf wechselnde Reize widerspiegeln.

Die Diagnose des Cluster-Kopfschmerzes

Die Diagnose kann auf Grund der Anamnese und des Schmerzcharakters gestellt werden. Es gibt keine Laboruntersuchungen, welche sie bestätigen würden. Bildgebende Verfahren sind notwendig, da immer eine zugrunde liegende Ursache für einen sekundären Cluster-Kopfschmerz ausgeschlossen werden muss. Wegen seines besonderen Verlaufs in Clustern und der Unruhe der Patienten während des Anfalls, kann er von einer Migräne, einer Trigeminusneuralgie und anderen, selteneren Schmerzformen unterschieden werden.

Auslösende Faktoren

Bekannte Auslöser sind Alkohol, Histamin und Glycerolnitrat. Auch kann flackerndes oder grelles Licht, Lärm Anfälle auslösen oder Zusatzstoffe aus industriell verkünstelten Nahrungsmitteln wie Glutamat, Kalium- oder Natriumnitrit. Auch können Gerüche von Lösungsmitteln, Benzin, Klebstoffen, Parfums Anfälle auslösen oder der Genuss von Käse, Tomaten, Schokolade, Zitrusfrüchten. Manche Patienten erleben Attacken durch Schlafen tagsüber, Wutausbrüche oder andere starke Emotionen, länger dauernde körperliche Anstrengungen, grosse Höhenunterschiede. Auch die Medikamente Sildenafil und Lithium können Attacken auslösen. Wer auf welche Auslöser reagiert ist individuell verschieden.

Die Therapie des akuten Anfalls

Cluster-Kopfschmerz gilt offiziell als unheilbar. Doch können die Häufigkeit und die Intensität der Schmerzanfälle vermindert werden durch folgende Massnahmen:

1 Die Patienten erhalten für zu Hause eine Hochkonzentrationsmaske mit Reservebeutel und Rückschlagventilen, um im Anfall aus einer Sauerstoffflasche100 % reinen Sauerstoff zu atmen, mit einem Durchfluss von 7 bis 15 Litern/Minute. Bei einem Durchfluss von 12 Litern/Minute beendet diese Massnahme den Clusterkopfschmerz bei 78 % der Patienten innert 15 Minuten[1]. Sauerstoff ist bei längerer Anwendung toxisch. Bei dieser kurzzeitigen Anwendung konnten aber keine Nebenwirkungen festgestellt werden[2].

2 Die Patienten erhalten Sumatriptan, das sie sich selber subkutan (unter die Haut) injizieren können oder Zolmitriptan als Nasenspray. Diese Triptane helfen nicht immer und haben viele Nebenwirkungen (s. Migränetherapie).

3 Lidocain Nasentropfen in 4- bis 10-prozentiger Konzentration. Dies hilft einem Teil der Patienten und nicht immer, sollte aber versucht werden.

4 Das Medikament Octreotid wird versucht, wenn die Triptane unwirksam sind. Es ist eine synthetische Nachahmung des Peptidhormons Somatostatin. Es wirkt nicht immer. Zu den häufigsten möglichen unerwünschten Wirkungen gehören Durchfall, Bauchschmerzen, Übelkeit, Blähungen.

5 Die SPG-Stimulation: Vom Zahnfleisch aus wird mit einer Sonde ein Stimulationsgerät (Neurostimulator) neben dem Ganglion Sphenopalatinum eingesetzt, das nah unter dem Jochbogen liegt. Die Elektrode wird neben das Ganglion Pterygopalatinum der Nervus Trigeminus platziert. Tritt der Cluster-Kopfschmerz auf, so kann der Patient mit einem Steuergerät, das er an seine Wange hält, den Neurostimulator einschalten. Die Wirkung ist leider nur beschränkt: in einer Studie konnte nur bei einem geringen Teil der Teilnehmer innert 15 Minuten der Schmerz bei der Hälfte der Attacken gelindert werden. Bei fünf Patienten gab es schwere Nebenwirkungen und 81 % der Patienten erlitten einen teilweisen Verlust der Sensibilität im Bereich des Nervus maxillaris (Oberkieferbereich), der sich nur zu 65 % innert drei Monaten wieder erholte. Die Resultate dieses Eingriffs sind leider unbefriedigend[3].

Die medikamentöse Therapie zur Vorbeugung der Anfälle

Hier wird nach Kontrolle des Herzens, bei normalem Elektrokardiogramm das Antiepileptikum Verapamil eingesetzt. Auch vor jeder Dosissteigerung muss dies geschehen.

Die Wirkung beginnt bei schrittweiser Steigerung der Dosis erst nach 2 bis 3 Wochen[4,5]. Bis die Therapie mit Verapamil zu wirken beginnt, werden Ergotamin, Naratriptan, Frovatriptan oder auch für höchstens vier Wochen Cortison eingesetzt. Ergotamin und Triptane dürfen nicht kombiniert werden.

In zweiter Wahl wird zur vorbeugenden Behandlung des Cluster-Kopfschmerzes Lithium eingesetzt. Lithiumsalze haben ein hohes Nebenwirkungspotential, wie Gewichtszunahme, Kreislaufstörungen, Zittern (Tremor), besonders in den Händen, Übelkeit, Erbrechen, Veränderungen des Blutbildes (Leukozytose), Müdigkeit, verstärkter Durst und verstärktes Wasserlassen, Durchfall und Unterfunktion der Schilddrüse.

Wirkt auch dies nicht, so werden verschiedene Medikamente ausprobiert, wie Topiramat, Pizotifen, Valproinsäure und Melatonin, Gabapentins, 2-Bromo LSD, wenn nötig in Kombination[6,7]. In einigen Fällen half eine Blockade des Nervus occipitalis mayor am Hinterhaupt durch eine Cortisoninjektion[8]. Erst nach Versagen aller medikamentösen Therapien empfehlen die Neurologen operative Verfahren, da deren Risiken oft höher sind als der Nutzen. Eine Bestrahlung, wie gelegentlich bei der Trigeminusneuralgie durchgeführt, ist nicht angezeigt.

Bei Kindern werden die Sauerstofftherapie oder Triptane empfohlen. Zur Prophylaxe werden Verapamil oder eine Cortisonstosstherapie empfohlen. Sumatriptan und Zolmitriptan Nasenspray sind ab 12 Jahren zugelassen.

All diese Therapien sind ein Versuch, das Symptom zu unterdrücken und können zu einer Heilung des Cluster-Kopfschmerzes nichts beitragen.

Die komplementärmedizinische Therapie des Cluster-Kopfschmerzes

Komplementärmedizinisch wird eine purin- und histaminarme Diät und Trinken von viel Wasser empfohlen, sowie Vitamin D3 und B-Komplex, Magnesium, Spurenelemente, aber auch Taurinpräparate, Minocyclin, Psilocybin, Energy-Drinks im Anfall und LSA oder LSD.

Verbreiteter ist die Einnahme des Pflanzenextraktes aus Kuzdu (Pueraria montana):
In einer Befragung von 235 Patienten gaben 16 an, Kudzu-Extrakte einzunehmen. Von diesen gaben 11 (69 %) an, dass Kudzu die Intensität des Cluster-Kopfschmerzes deutlich reduziert habe. 9 (53 %) unter ihnen fanden, dass die Häufigkeit der Anfälle nachgelassen habe und 5 (31 %) antworteten, dass die Dauer der Anfälle geringer geworden sei, bei nur geringen Nebenwirkungen[9]. Randomisierte Doppelblindstudien sind noch ausstehend[10].

Die Ordnungstherapie der Cluster-Kopfschmerzes

Eine genetische Ursache konnte soweit nicht nachgewiesen werden. Die Veränderungen, im Grau des Thalamuskerns und der Schmerzmatrix im Gehirn, sind abhängig vom Schweregrad und der Häufigkeit des Cluster-Kopfschmerzes.
Gefässveränderungen, wie bei der Migräne sind nachweisbar, werden jedoch eher als Folge denn als Ursache betrachtet.
Ins Geschehen miteinbezogen ist, wie bei der Trigeminusneuralgie und der Migräne, der Nervus trigeminus. Dementsprechend zeigt die Neuraltherapeutische Injektion mit dem Lokalanästhetikum Procain an das Ganglion Pterygopalatinum oder Sphenopalatinum im Anfall Wirkung. Die Periodizität der Anfälle, der Einfluss des Schlaf-Wachverhaltens und der Jahreszeiten weist darauf hin, dass, wie bei der Mig-

räne, die Ursache tiefer liegen muss, in einer Überlastung des Stoffwechsels und des neurovegetativen Systems, was zu periodischer Entladung, in etwas anderer Art als bei der Migräne, führt.
Nach unserer Erfahrung ist die Ordnungstherapie durch konsequente Umstellung der Ernährung auf vegetabiler Frischkost unter Verzicht auf alle Reizmittel wie Alkohol, Kaffee, Energy-Drinks, Schokolade, Fabrikzucker, hohen Salzkonsum und Röststoffe und Lebensordnung nicht nur gegen die Migräne, sondern auch gegen den Cluster-Kopfschmerz wirksam.

Die Migräne

Das Wort Migräne stammt von den grossen altgriechischen Ärzten (ἡμι *hēmi* = halb und κρανίον *kraníon* = Hirnschale, Schädel). Es bezeichnet halbseitige, anfallsweise Kopfschmerzen. Etwa jeder zehnte Bewohner der sogenannt „zivilisierten" Welt leidet an Migräneanfällen, Frauen dreimal häufiger als Männer, während Knaben und Mädchen vor der Pubertät etwa gleich häufig betroffen sind[11].

Auch die Migräne ist Kopfschmerz, aber mit ganz eigenen Erscheinungsformen. Auf sie ist ganz besonders einzugehen, denn sie ist eine der schwersten Kopfwehformen und ist in bedrohlicher Zunahme begriffen. Sie unterscheidet sich vom einfachen Kopfweh durch ihre Heftigkeit, anfallsweises Auftreten in meist regelmässigen Abständen, abwechselndem Befall von nur einer Kopfseite (Hemikranie), häufige Begleitung von Übelkeit und Erbrechen.

Die Migräne ist ein Leiden, das in einer weiten Skala von Graden vom leichten Morgenkopfweh bis zum mehrtägigen, schweren Vernichtungsgefühl unzählige Menschen oft als eine furchtbare Geissel überfällt und in mehr oder weniger regelmässigen Abständen aus ihrem Pflichtenkreis herausreisst.

Berüchtigt ist die „Wochenendmigräne", die fast auf den Stundenschlag genau in dem Moment einsetzt, wo der Patient aus dem Stress seiner Wochenarbeit sich auf das Wochenende oder die Ferien umstellt. Jetzt, da er sich gehen lässt, morgens ausschläft, den Rhythmus von Tag und Nacht ändert und da eine Umstellung des vegetativen Nervensystems geschieht, kommt für den Organismus der Moment, in dem er Unbewältigtes nachholen kann und sich in einer mehr oder weniger dramatischen Anstrengung zur „Reinigung" anschickt. Diese Reinigung kann auf sehr verschiedene Weise vor sich gehen: Einfache Erschöpfung, Gliederschmerzen, aufschwelende Infekte, Hexenschuss (Lumbago). Depressionen – vorher zurückgedrängt durch Arbeitsstress und Medikamente – können gleich einem reinigenden Gewitter über den Menschen hereinbrechen. Dabei sucht sich der Körper stossweise all der angesammelten Gifte, Schlacken und Rückstände zu entledigen. Das eindrücklichste Reinigungsdrama ist die Migräne.

Der Mensch stellt sich zu seinem Körper und dessen Sprache sehr verschieden ein. Der eine ist dem „unbarmherzigen Schicksal" gram und hadert mit dem steten Missgeschick verdorbener Freizeit, der andere sieht und findet Ursache und Wirkung, geht „hinter die Dinge", lernt und versteht. Er heilt indem er aus dem Wissen handelt und reift aus der gemachten Erfahrung von gesundheitlicher „Schuld und Sühne". Die Überwindung der Migräne geht durch die Schule des Leides und der Selbsterkenntnis und bringt dadurch grossen menschlichen Gewinn.

Migräne ist fast immer heilbar unter der Bedingung, dass eine ursächliche Therapie folgerichtig durchgeführt wird.

Was versteht man unter einer Migräne? Einen halbseitigen, intensiven, die Seiten häufig wechselnden Kopfschmerz, der meist in regelmässigen Abständen auftritt. Er setzt fast immer in frühester Morgenstunde ein, zwischen 1 und 5 Uhr morgens, besonders nach intensiver geistiger oder körperlicher Anstrengung, oft aber auch ohne ersichtlichen Anlass. Bei Frauen tritt die Migräne oft im Zusammenhang mit der Menstruation auf und zwar vorzugsweise unmittelbar vor oder nach deren Beginn. Bei wetterfühligen Migränepatienten kommt sie mit fast mathematischer Sicherheit als erstes Zeichen von Wetterfronten mit starkem Umschlag zu Föhn, Biese, Kälte oder Schneefall. Sie tritt dann meist 1 bis 2 Tage vor dem Wetterwechsel auf, als ob sie diesen vorausahnte. Man nimmt bei der wetterbedingten Migräne einen Wechsel in der elektrischen Spannungslage der Atmosphäre als Auslösefaktor an. Bioklimatische Forschungen haben ergeben, dass eine Luftladung mit negativen Ionen gegen die Migräne, eine Ladung mit positiven Ionen migränefördernd wirkt. Mancherlei Feinheiten solcher Beobachtung der Migräne tragen zu deren Verständnis bei: zuerst ein bis zwei Tage auffallendes Wohlbefinden, Angeregtheit, Appetit und Stuhlgang gut und reichlich, Urin klar und reichlich. Unmittelbar vor der Migräne: seelische Erregung, Schlafstörung, überreizter Appetit, Gelüste nach scharfen Gewürzen, Verstopfung, Rückgang der Urinmengen, Anstieg des Blutdrucks. Im Moment des Auftretens der Migräne Wandlung ins andere Extrem: grosses Ruhebedürfnis, Blutdruckabfall, Lärm- und Lichtscheu, Kopfschmerz, Unfähigkeit des Denkens und Essens, Übelkeit, Magenkrämpfe. Oft sind die ersten Vorzeichen der Migräne durch eine Art „Warnung“ (Aura) gekennzeichnet: Augenflimmern, Ohrensausen, starke Kälte- oder Hitzeempfindungen, Schindel, zeitweise Hör- und Sprechstörung mit Mühe, sich zu konzentrieren und Worte zu finden, Kribbeln in den Extremitäten mit Empfindungen, die einer leichten Lähmung ähnlich sind (Migraine accompagnée). All das entspricht Gefässspasmen und ist verwandt mit den Symptomen, die einem epileptischen Anfall vorauszugehen pflegen.

Im Anfall selbst gesellen sich zu schneidendem, stechendem, oft pulsierendem Schmerz über der Augenhöhle, der Stirn und der einseitigen Schädelkuppe bis in den Nacken, noch starke Licht- und Lärmempfindlichkeit und vor allem Brechreiz mit oft serienweisem Erbrechen von Galle, Würgen in der Speiseröhre und Durst. Zuerst dunkler, konzentrierter, dann grosse Mengen hellen, klaren Urins. Viele Patienten sind blassgrau oder gelb. Vernichtungs- und Verzweiflungsgefühle, Frieren, Angst, Schwindel, ja gelegentlich Ohnmacht wechseln miteinander ab. Meist dauert der Anfall 12 bis 24 Stunden, manchmal auch länger, bis zu drei Tagen.

Dieser Zustand bedeutet unsägliches Leid und Verzweiflung und der Patient denkt beim kleinsten Vorzeichen mit Grauen daran, so dass er schon beim kleinsten Beginn der eigentlichen Krise mit allen möglichen Mitteln und stärksten Medikamenten ihm zuvorzukommen versucht.

Mit dem Abklingen des Migräneanfalls kommt es zur Normalisierung der Urinmenge und zum Stuhlabgang und es besteht der Wunsch nach Schonung, Reinigung, Meidung von Kräfteausgabe und Belastungen.
Vor dem Anfall überwiegt der Sympathikus, nach dem Anfall der Vagus.

Betrachtet man die Migräne genau, dann versteht man sie nicht mehr als neurologische Krankheit, sondern sucht nach einem Weg, auf dem der Körper von der Notwendigkeit befreit wird, die Migräne als „Katastrophenweg“ zur Heilung zu benützen. Man wird die Ursache suchen und sie nicht mehr bloss „kupieren“ wollen.

Man wird Wege suchen, um die Notlage abzubauen und zu überwinden.

Manchmal lässt sich der Migräneanfall in leichten Fällen durch allerlei Tricks etwas hinausschieben, durch Kaffee- und Teetrinken oder indem man den Magen füllt oder mit Schmerzmitteln, aber dann bricht er dennoch herein und kann nur noch mit einem Triptan und auch dann nicht immer, abgeschwächt werden.

Jede Krankheitserscheinung, so auch die Migräne, hat ihre Ursache im gesamten Organismus. Nur die Kenntnis von Ursache und Sinn der Migräne kann den Weg zur Heilung frei machen.

In der ersten Phase des Migräneanfalls bestehen Gefässverkrampfungen (Vasospasmen) in gewissen Hirnregionen. Dadurch wird das Kreisen des Blutes in den feinen Blutgefässchen, den Kapillaren, innerhalb der Schädeldecke, in den Hirnhäuten und der Hirnrinde gehemmt. Dies ist die Warnphase. Der Migränepatient wird blass, angespannt und hat die zuvor beschriebenen Warnsymptome („kalte Migräne"). Hierauf folgt die zweite, eigentliche Phase des Migräneanfalls mit Erschlaffung der Hirnarterien und Arteriolen und diese Stauung bewirkt den besonderen Spannungsschmerz, der mit Rötung, Stauungs- und Hitzegefühl im Kopf einhergeht („heisse Migräne"). Sowohl der Krampfzustand wie die darauffolgende Erschlaffung sind Überempfindlichkeitsreaktionen auf eine massive Verschiebung im Stoffwechselgleichgewicht. Der Wechsel von der Graublässe im Vorstadium zur Stauungsröte im Anfall ist für die Migräne typisch, das Frieren am Beginn und die Hitzewellen im Anfall.

Der Stoffwechsel und das vegetative System

Ein Organismus, der gegen die Folgen jahre- oder jahrzehntelanger Ernährungsfehler zu kämpfen hat und mit Stoffwechselschlacken, Infektionsherden und Toxinen überlastet ist, gerät in einen Überreizungszustand, der ihn auf Schwankungen im inneren Geschehen oder auf solche der Umwelt abnorm stark reagieren lässt. Schreitet die Stoffwechselentgleisung vorwärts, so kommt eine Warnvorrichtung in Gang, um Entspannung, Entgiftung und Heilung zu erzielen. Das vegetative Nervensystem, unser mächtiges, unserem Willen nicht zugängliches Regulationssystem mit seinen Gegenspielern Sympathikus und Parasympathikus (Vagus), tritt in Aktion.

Bereits im Jahr 1904 hat der englische Arzt Alexander Haig beobachtet, dass er seine schwere Migräne mit fleisch- und salzarmer Kost reduzieren und mit streng vegetabiler, frischkostreicher Nahrung (Rohkost) völlig überwinden konnte. Er war der erste Arzt, der die Stoffwechselstörung und Übersäuerung durch Purinkörper als Teilursache der Migräne erkannt hat[12].

Kommen wir zurück zum vegetativen Nervensystem. Überwiegt der Sympathikus, so ist der Körper in der geeigneten Verfassung, um Arbeit zu leisten, mit der Umwelt in Beziehung zu treten und Auseinandersetzungen zu meistern. Der Stoffwechsel befindet sich in der Phase des Säureüberschusses und ist nicht in der Lage, seine Entgiftungsfunktion durchzuführen. Eine solche Verfassung ist bei Tag normal, wenn sie jeweils einige Stunden in Anspruch genommen wird. Wird dies aber ungebührlich ausgedehnt, vor allem in die Nacht hinein, so fehlt der entlastende und entgiftende Ausgleich durch die Wirkung des Parasympathikus (Vagus), der in der Entspannungs-, Ruhe- und Schlafzeit herrscht.

Bei voller gesellschaftlicher Anspannung, Stress, Belastung mit Überernährung und Reizmitteln, entsteht ein immer grösser werdender Rückstand im Ausgleich und der Entgiftung. Fehlt es an angemessenen Ruhepausen, wie sie in einem geregelten Tageslauf immer wieder eingehalten werden sollten, fehlt die von der Natur gesetzte nächtliche Schlafzeit oder ist diese zeitlich stark verschoben, indem in der Nacht gewacht und am Tag geschlafen wird, bestehen überdies bereits Organschädigungen, schleichende Vergiftung durch Bakterientoxine, im Magen-Darm System, in der Leber, der Blase, den Mandeln, im Nierenbecken, in den Unterleibsorganen, im Gebiss, im Zahnfleisch u. v. m., so wird das subtile Gleichgewicht der vegetativen Regulation zunehmend gestört. Dem Organismus wird die Zeit zur Einsparung und Vermehrung seiner Kräfte, der Entwässerung, Entgiftung, der Wiederherstellung seines gesunden Basenüberschusses, und die Zeit zur Stille genommen und die Möglichkeit nach angemessener Nachtruhe gereinigt, gestärkt und frisch aufgeladen ans Werk zu gehen. In Notlagen meistert der Körper für kurze Zeit ungeahnte Anspannungen, auf die Dauer aber muss er versagen. Spannungsreiche Umwelt, häufig wechselndes Wetter, Intoxikation mit Nikotin, Alkohol, Stoffwechselgiften und mit Medikamenten, die in das vegetative System eingreifen, wie Appetitzügler, Schlaf- und Beruhigungsmittel, Weckamine, Abführmittel usw. verstärken die Störung im vegetativen Gleichgewicht entscheidend.

Die Neigung und der Zwang zu anhaltender Anspannung und Überreizung lässt dem Menschen zu wenig Raum und Zeit zur Entspannung, Reinigung und Sammlung und verhindert die Wiederherstellung des Gleichgewichtes zwischen der Verausgabung und der Neuaufladung von Kräften. Der Körper verharrt zu viel und zu lange im Sympathikotonus und lässt dem Vagotonus nicht die nötige Zeit zum Ausgleich. So sammeln sich im Körper und der Seele gefährliche Defizite an. Daraus gibt es nur zwei Wege: der Weg in die Krankheit hinein oder die Umkehr zu einer neuen Lebensführung, die sich nach den biologisch vorgegebenen Ordnungen des Lebens richtet. Nur aus eigener Einsicht und als Ausdruck geistiger Reifung kann dies gelingen. Ist der Leidensdruck stark genug, so ist der Wille zur Einsicht und zur Heilung gegeben.

Die Migräne ist, so gesehen, nichts anderes als der Versuch des Organismus, die nötigen Entlastungs- und Ausgleichsmassnahmen auf dem Wege der Vagotonie in Form eines katastrophenartigen Exzesses zu erzwingen. Sie ist, wie man nun verstehen kann, keine Krankheit an sich, sondern bereits ein spontaner aufquellender Versuch einer Heilung der Grundstörung, eine spontane, periodische Entladung aufgestauter Not. Sie verlangt genaue Beobachtung und genauestes Erforschen des erkrankten Gesamtzustandes, der sich in ihr entlädt. Versucht man sie mit Schmerzmitteln und Tryptanen zu unterdrücken, bedeutet dies ein Handeln gegen den Organismus, der den unheilvollen Zustand, der sie erzeugt nur verstärkt. Die Folge ist, dass die Migräneanfälle immer häufiger und immer stärker auftreten.

Migränepatienten haben in den schmerzfreien Intervallen oft eine starke Übersäuerung und hohe Harnsäurespiegel, die in der Phase vor dem Anfall absinken, mit zunehmender Rückstauung in die Gewebe. Die Alkalireserve sinkt. Unmittelbar nach dem Anfall schnellt der Harnsäurespiegel hoch, durch Ausschwemmung aus dem Gewebe ins Blut, bis zu erstaunlichen Höchstwerten, die nur wenige Stunden andauern. In ähnlicher Weise verhalten sich die Blutspiegel von Harnstoff, Kreatinin, Kochsalz und anderen Stoffwechselprodukten. Die feinsten Arterien (Arteriolen) sind vor dem Anfall verkrampft, während der Migräne erschlafft, mit Rückstauung, nach der Migräne normal, mit gleichmässigem Blutfluss.

Schon 1927 hat Gänslen die Verkrampfung der Arteriolen nach übermässigem Fleischgenuss während mehreren Tagen durch eine Untersuchung von Studenten beschrieben, sowie deren Erholung nach dem Übergang zu einer vegetabilen Frischkost (Rohkost)[13]. In der Acidosephase reagierten die Probanden oft mit migräneartigen Kopfschmerzen. Saure Stoffwechselprodukte, die in die Zwischenzellsubstanz des zarten Bindegewebes gelangen und von da über die Lymphbahnen ins Blut und ins Nierensystem, stauen sich an, bis die tragbare Grenze der Belastung überschritten ist, um dann eine stossweise Entladung zu erzwingen. Diese erzeugt den Anfall der Migräne. Unsere klinische Beobachtung und die moderne medizinische Forschung bestätigen dies[14,15,16].

Der Typus des Menschen mit Migräne

Die Migräne tritt meist im Alter zwischen 15 und 35 Jahren auf. Bei Frauen häufiger als Männern. Daran sind, wie man annimmt, die hormonalen Schwankungen und die entsprechend sensiblere Gleichgewichtslage des vegetativen Nervensystems der Frauen beteiligt. Sehr viele Frauen haben weniger als die Männer die Gelegenheit, sich nach beruflicher oder hausfraulicher Arbeit, oder beidem zugleich, zu entspannen, wenn sie der Familie eine geborgene Atmosphäre bereiten möchten und ständig zu allem bereit sein müssen, was die Situation fordert. Frauen neigen eher dazu, aus übersteigertem Verantwortungssinn und Vollkommenheitsbedürfnis, sich nie gehen zu lassen und sind dabei besonders gefährdet, ihre Migräne bei den ersten Anzeichen mit Medikamenten zu verdrängen. Die daraus folgende Schmerzmittelsucht wird bei Frauen besonders häufig beobachtet. Diese wiederum verursacht Kopfschmerzen und noch eher Migräne durch Intoxikation und schädigt die Nieren.

„Migränemenschen" sind meist zart gebaute, grazile, ja magere und bewegliche Leute, zielbewusste und nervengespannte Persönlichkeiten. Ihr Antlitz trägt den Ausdruck voller Konzentration und starker Selbstbeherrschung. Die Haut ist meist blass, oft durchsichtig zart. Die Gedanken sind scharf umrissen, klar, mit intellektueller Grundeinstellung und Neigung zu logischen Schlussfolgerungen. Es sind meist wertvolle, zielstrebige, kritische und intelligente Menschen, dazu praktisch und wirklichkeitsnah. Sie lassen sich nicht vom Gefühl „überwältigen" und verdrängen leicht spontane Herzensregungen mittels eiserner Zucht. Dahinter stehen meist Sensibilität, Verwundbarkeit, Unsicherheit und oft eine sorgsam versteckte Traurigkeit. Der periphere Kreislauf ist bei ihnen nicht gut, die feinen Arterien neigen zu Verkrampfungen (Spasmen). Die Kapillaren sind korkzieherförmig geschlängelt und in der Kapillarmikroskopie sieht man das Blut nur langsam durchfliessen. Die Hände und Füsse sind blassbläulich und kühl, im Winter oft weiss, mit Frostbeulen. Sie neigen, um dieser Durchkühlung entgegenzuwirken, instinktiv zu Bewegungsdrang und sind ständig aktiv, was sich bis zu übertriebenem Leistungsdrang steigern kann mit Nervosität und verhaltener Aggression. Die Verdauung neigt, wie der Kreislauf, zu Verkrampfungen, der Darm zu spastischer Verstopfung, danach zu Erschlaffung und durchfallartigen Gegenreaktionen.

Migräneäquivalente Krampfkrankheiten

Es gibt eine Reihe verwandter Krampfkrankheiten, die auf der gleichen Stoffwechselgrundlage beruhen und ebensolche typische Schwankungen im Blut und im Urin aufweisen. So zum Beispiel anfallsweise Sprachstörungen, Koliken im Magen-, Darm- und Gallesystem („Migraine abdominale"). Angina pectoris durch Verkrampfung der Herzkranzgefässe, Bronchialkrämpfe (Asthma bronchiale), Epilepsie und Absenzen. Ebenso gehen Rheuma-Attacken, Lumbago (Hexenschuss), und Nackensteife mit gleichartigen Stoffwechselschwankungen einher. Diese krisenhaften spastischen Zustände täuschen bedrohliche Zustände vor, sind aber vorerst rein funktionell, das heisst, sie sind nach Abklingen des Anfalls überwunden. Wiederholen sie sich aber häufig und durch Jahre, so setzen sie doch allmählich Schäden und bahnen den Weg zu späteren schweren Organkrankheiten. Häufige Magen-, Darm- und Gallekoliken hinterlassen eine Neigung zu Geschwüren, Geschwülsten, Steinbildung und Entzündung, im Darm zu Divertikelbildung, in den Herzkranzgefässen zu Thrombose und Herzinfarkt. Häufige Hirngefässkrämpfe erhöhen das Risiko für Schlaganfälle usw. Es kommt auf die vererbte Anlage, auf Ernährungs- und Milieuschäden, auf Konstitution und Geschlecht an, in welcher Form sich diese Stabilitätsstörung der Ausscheidung krankmachend auswirkt. Auch das hormonelle Drüsensystem spielt dabei eine grosse Rolle. Die Hypophyse (Hirnanhangdrüse), die Schilddrüse, die Nebennieren und die Geschlechtsdrüsen sind miteinander in ständiger Wechselwirkung an der Regelung der Stoffwechselharmonie beteiligt. Das seelische Verhalten, die Beziehungen im Elternhaus und an der Arbeit, durchgemachte seelische Erschütterungen, Freundschaftskrisen und Verlust des Selbstvertrauens, unerfüllte Macht- und Besitzeswünsche und manches andere, können das Terrain zur Migräne bereiten.

Die Lebensgeschichte des Migränepatienten

Wenn der erfahrene Arzt die Lebensgeschichte eines typischen Migränepatienten vor seiner Erkrankung durchforscht, findet er im Leben seines Patienten von jung auf ungefähr folgende Ereigniskette: Schwere Schwangerschaft der Mutter mit meist starker Übelkeit, Fehlernährung, eventuell Schockerlebnisse, Depressionen, Ungeborgenheit im Elternhaus. Ungesunde Lebensweise während längerer Zeit, bereits vor der Pubertät. Naschsucht, Mastkost, Neigung zu Magen-Darmkatarrh. Verschiedenartige allergische Reaktionen im weiteren Leben: schwerer Ernährungsfehler mit zunehmendem Gebrauch von Reizstoffen (Koffein, Thein, Alkohol, Nikotin, Kochsalz, Schokolade), Weissmehl, Süssigkeiten und anderer Industriekost, Mangel an vegetabiler Frischkost, nervöse Überreizung, psychische Belastungen durch gespannte Berufs-, Freundschafts- und Familienverhältnisse, Überforderung.

Besonders gefährlich für das Gleichgewicht der neurovegetativen Regulation (Tendenz zu Krampfkrankheiten) ist die heute übliche, unsinnige Überlastung der Kinder und Jugendlichen durch Prüfungsangst, der Zwang, an jedem Abend, jedem Wochenende und während allen Ferien zu lernen, einseitige Ausrichtung der Ausbildung auf kognitive Aufgaben und Mathematik, welche die meisten von ihnen im späteren Leben kaum mehr brauchen können, Mangel an Gemütspflege, Bewegung und Nachtruhe. Das neodarwinistische Paradigma einer „Evolution" durch Zufall und Auswahl hat das humanistische Bildungsideal verdrängt und ist bis in die untersten Schulklassen eingedrungen. Hinzu kommt die neue „Religion" der Digitalisierung, welche die persönlichen Kontakte beschränkt und durch die ständige Programmvorgabe eingegebener Algorhythmen zu reiner Nachahmung zwingt und die entspannende und beglückende Kreativität der Kinder und Jugendlichen verdrängt. Dasselbe Phänomen setzt sich an vielen Arbeitsplätzen fort, wo immer mehr Menschen unter Unsicherheit und Kränkungen leiden.

Die Entgiftungsarbeit der Leber und die Funktion der hormonellen und besonders der Geschlechtsdrüsen, in welche zwecks Empfängnisverhütung unterdrückend eingegriffen wird, stehen in Wechselbeziehung. Sie beeinflussen stark das neurovegetative System. Beide Regulationssysteme können versagen und sich gegenseitig schwächen, wenn der Stoffwechsel überlastet wird und wenn eine mangelhafte Versorgung mit Mineralien, Vitaminen, Enzymen und Vitalstoffen (Sekundären Pflanzenstoffen) in der Nahrung besteht. Ist das „Terrain" geschädigt, so braucht es bei einem jungen Menschen nur noch eine akute Erkrankung oder eine seelische Erschütterung, welchen er in der Zeit der Pubertät und Adoleszenz ja besonders ausgesetzt ist, um den Migräneanfall erstmals auszulösen.

Besonders tragisch ist, wenn ein solcher Patient mit der Verlegenheitsdiagnose „psychosomatische Migräne" gestempelt wird und die zu Grunde liegende Krankheit damit bagatellisiert wird. Auch die psychischen Ursachen sind sehr ernst zu nehmen. Bei jungen Menschen sind die Aussichten auf eine vollständige Ausheilung gut, wenn die Lebens- und Ernährungsgewohnheiten neu geordnet werden, sowohl im seelischen, als auch im körperlichen Bereich und wenn der Wille zur entschlossenen Durchführung vorhanden ist.

Bei Migränepatientinnen koppelt sich der Anfall, wie gesagt, häufig an die Menstruation, weil diese die Ausscheidung von Stoffwechselrückständen und Gewebeflüssigkeit begünstigt. Später, wenn die Anfälle mit Schmerzmitteln, Triptanen und Reizmitteln während längerer Zeit unterdrückt werden, steigern sich die Anfälle in Stärke und Häufigkeit und treten auch in der Zeit zwischen den Regeln auf. Vor der Regelblutung sind diese Frauen besonders angespannt, übererregt. Ihr Körper quillt auf, hält Wasser zurück. Sie schlafen spät und unruhig und sind verstopft. Mit dem Eintreten der Regelblutung, manchmal kurz vorher, kommt es zum Ausbruch der Migräne mit Harnflut, teilweise zu schweren Blutungen. Im Klimakterium klingt die Migränebereitschaft langsam, zum Teil mit erheblichen Schwankungen ab.

Frühfall und Spätfall der Migräne

Frühfälle von Migräne können fast immer geheilt werden. Ist die Erkrankung aber weit fortgeschritten, so ist immer eine deutliche Besserung möglich, so lange die Blutgefässe, die Leber und die anderen Organe noch nicht allzu massive, unwiederbringliche Schäden erlitten haben. Oft leiden diese Patienten an Bluthochdruck, an Schäden in der Leber (Fettleber mit Hypercholesterinämie), an Entzündungen oder Steinen in den Gallenwegen und bedürfen umfassender Therapie. Sehr oft ist der Magen entzündet, sind die Schleimhäute gereizt und das Blut vergiftet.

Ein Migränepatient der schon jahrelang gelitten hat und viel Verzweiflung hinter sich hat, wird am ehesten den grossen Einsatz und die Energie und Geduld für das Durchhalten der Therapie der Ursache aufbringen, da er weiss, was die Befreiung von diesem Übel bedeutet. Der „Anfänger" ist nicht immer in der Lage, die Bedeutung der Behandlung der Ursachen der Migräne einzusehen und wird die Krankheit weiterhin durch falsche Lebens- und Ernährungsweise und Dämpfung der Anfälle durch Triptane unterhalten, so dass sie immer chronischer wird.

Herdinfektion und Allergie

Bedeutende Probleme sind die bakterielle Herdinfektion und die allergische Reaktionslage, die sich auf diesem Boden leicht entwickelt. Die allgemein verbreitete ungesunde Lebensweise schwächt die Abwehrlage und begünstigt das Entstehen von Infektionsherden da und dort.

Zahnzerfall, mangelnde Zahnpflege, karies- und Parodontose erzeugende Ernährung mit viel Zucker und Weissmehl, begünstigen Infektionsherde im Zahnfleisch und an den Wurzelspitzen der Zähne. Das Quecksilber mit Amalgam reparierter Zähne dringt mit den Jahren tief ins Dentin ein. Es ist hochtoxisch und tötet die Zähne. Im toten Gewebe der Zahnpulpa und Wurzel entstehen Leichengifte, welche den ganzen Organismus belasten. Auch wurzelbehandelte Zähne sondern solche Gifte ab, da die Seitenkanälchen der Zahnwurzel nicht mitbehandelt werden können. Narben extrahierter Zähne, besonders der Weisheitszähne wirken als Narbenstörfelder und können Migräneanfälle begünstigen, so auch Amalgamreste im Zahnfleisch oder Wurzelreste, die nicht mit entfernt wurden, sowie Wurzelfüllungsmaterial, das zu weit eingebracht wurde. Sie alle wirken als Störfelder.

Bakterielle Herde können in den Gaumen- und Rachenmandeln, im Innenohr, im Mastoid, in den Nebenhöhlen über Jahre bestehen und Migräneanfälle begünstigen. Chronisch entzündete Bronchien erweitern sich (Bronchiektasen) und beherbergen bakterielle Infektionsherde. Auch die Unterleibsorgane, die Prostata (Prostatitis), die Eileiter (Adnexitis), der Gebärmutterhals (Cervicitis), beherbergen oft Infektionsherde. Bei Fehlernährung und übermässiger Beanspruchung der Prostata vergrössert sie sich und wird zu einem bedeutenden Störfeld für den ganzen Organismus.

Oft ist der Darm das grösste Störfeld, wenn andauernde Fehlernährung oder antibiotische Therapien die Darmflora schädigen, so dass anaerobe, Endotoxine bildende Bakterien und Pilze (Candida albicans) überhand nehmen. Durch die Fehlernährung erzeugt die Leber eine eingedickte, minderwertige Galle, die leicht zu Gallesteinen, meist Cholesterinsteinen, auskristallisiert und die Gallenblase entzünden. Um das Pankreas zu schonen, werden die Verdauungsenzyme erst im Dünndarm aktiviert. Bei regelmässigem, wenn auch mässigem Alkoholkonsum wird der Schliessmuskel des Pankreasgangs undicht, so dass aktivierte Pankreasenzyme zurückweichen und Gewebe im Pankreas andauen, so dass sie eine chronische Entzündung der Bauchspeicheldrüse verursachen. Diese ist ein erhöhtes Risiko für ein Pankreaskarzinom.

Durch Herdinfektionen wird das Immunsystem in ständige Abwehr versetzt. Entzündungsmediatoren wie Interleukine und Tumornekrosefaktor α steigen an im Blut und gelangen teils auch durch die Blut-Hirnschranke ins Gehirn und Rückenmark, wo sie neurodegenerative Krankheiten begünstigen.

Durch die intestinale Fehlbesiedlung entstehen zunehmend Intoleranzen und Allergien gegen verschiedene Nahrungsmittel, ganz besonders gegen Milchproteine, Ei, Weizen, Hefen und andere Pilze. Daraus resultieren Allergien, auch an der Haut und den Atemwegen, Histamin- und Laktoseintoleranz und ein inkompetentes Heranreifen der Immunzellen, so dass Autoimmunkrankheiten entstehen.

Die Migräne kann auch als Allergie auf eine Herdinfektion entstehen. Ein kleiner Reiz, ein Katarrh, eine Überanstrengung, eine unbedeutende Aufregung, ein üppiges Mahl, eine Gabel voll Hummer oder ein Löffel voll Mayonnaise, oder ein

Schluck Alkohol, kann dann genügen, um einen Migräneanfall auszulösen, indem die feinen Hirnarterien in einen Krampfzustand versetzt werden. Einmal allergisch geworden, reagiert der Organismus immer häufiger mit weiteren Allergien, so dass schliesslich die Verbotstafeln für bestimmte Speisen und die Ängste vor auslösenden Dingen das Leben immer mehr einschränken. Die allergologische Austestung kann am Beginn der Therapie eine wertvolle Hilfe sein. Doch kann die reine Elimination der Dinge, auf welche man allergisch ist, keine Migräne heilen. Hierzu ist eine grundlegende Therapie der Ursachen und eine individuell angepasste vegetabile Frischkostdiät notwendig, um das Milieu im Darm, den Stoffwechsel und die krankhafte Überreaktion des Immunsystems zu heilen. Heilnahrung und Lebensordnung müssen den erkrankten Körper regenerieren. Die Infektionsherde sind zu beseitigen und die Störfelder müssen neuraltherapeutisch behoben werden. Es ist ganz wichtig, dem Patienten diese Zusammenhänge sorgsam zu erklären, damit er sie verstehen und an der Heilung mitarbeiten kann.

Der intestinale Herd

Bei der Migräne spielt die intestinale Fehlbesiedlung und Infektion am häufigsten die Rolle eines „Herdes". Der Darm ist meist das grösste Störfeld, das zu beheben ist. Es gibt kaum einen Migränepatienten, der nicht über chronische Verstopfung zu klagen hätte, mit Unbehagen, Völlegefühle, Krämpfen, Blähungen und Aufstossen (Reflux), kaum einen Migränepatienten, der nicht zu klagen hätte über Nahrungsmittelunverträglichkeiten. Der aufsteigende Dickdarm wird durch die chronische Verstopfung schlaff und weit. Von ihm aus führen reichlich Blutgefässe zur Leber (Pfortadergefässe). Vom Blinddarm (Coecum mit Appendix) aus geht die Anregung der Peristaltik. Beim Gesunden ist das Coecum mit Bakterien besiedelt, welche Enzyme bilden, Cellullasen, die in der Lage sind, Cellulose abzubauen. Mit Hilfe gesunder Bakterien im ersten Teil des Dickdarms, dem Blinddarm, wird ein Teil der Cellulose der so genannten Ballaststoffe aus Gemüsen und Vollkorngetreide aus der Nahrung zu kurzkettigen Fettsäuren abgebaut, welche eine wichtige Schutzfunktion für die Zellen der Darmwände gegen Krebs ausüben.

Fehlt die vitalstoffreiche vegetabile Frischkost jahrelang in der Nahrung mit ihrem hohen Gehalt an Enzymen, Cellulose und sekundären Pflanzenstoffen und ihrer Fähigkeit, das intestinale Milieu und die Darmflora zu regenerieren, so erschlafft der Dickdarm und breiten sich Gärung und Fäulnis aus. Dieses degenerierte Milieu wirkt als riesiger Infektionsherd und vergiftet den ganzen Organismus durch Toxine, welche durch die Darmwand ins Blut gelangen. Die Darmschleimhaut entzündet sich und wird durchlässig für Gifte und Bakterien. So entsteht die Colibazillose, indem pathogene Escherichia-coli-Bazillen sich im ganzen Körper ausbreiten, die Leber, die Gallenwege, die Nieren, das Nerven- und Gefässsystem schädigen und abnorme Abwehrreaktionen verursachen. Zu diesen gehört auch die Migräne.

Vom Dickdarm steigt die Infektion in den Dünndarm, von dort in die Gallenwege, die Gallenblase und oft auch in die Bauchspeicheldrüse (Pankreas) auf. Dasselbe kann auch durch eine Überwucherung der Darmflora durch Hefepilze (Candida albicans) geschehen. Die Leber ermattet in ihrer Entgiftungsleistung und produziert eine minderwertige Galle mit Steinbildung. Toxine, welche sie nicht zu entgiften vermag, gelangen in die Galle und werden über das Pfortadersystem immer wieder der Leber zugewiesen, zu neuem Versuch der Entgiftung. Dieser

Kreislauf zwischen Leber und Darm (enterohepatischer Kreislauf) wird immer mehr überlastet, schädigt die Leber und erzeugt Hämorrhoiden, durch Stauung und Entzündung im Pfortaderkreislauf.

Erscheinungsformen und Arten der Migräne

Die typische Migräne des Erwachsenen sind, wie eingehend beschrieben, periodisch wiederkehrende Anfälle halbseitiger Kopfschmerzen, meist stechend und pulsierend, oft begleitet von Übelkeit, Erbrechen, Lichtempfindlichkeit (Photophobie), Empfindlichkeit auf jegliche Geräusche (Phonophobie). Bei manchen Patienten geht eine Aura voraus mit optischen, manchmal auch sensiblen Wahrnehmungsstörungen oder motorischen Bewegungsstörungen, die an eine Epilepsie denken lassen. Beim Migräneanfall unterscheidet man verschiedenen Phasen:

Die Vorbotenphase (Prodromalstadium)

Bei jedem dritten Migränepatienten kündigt sich der Anfall durch ein Prodromalstadium an, das Stunden bis Tage dauern kann. Am häufigsten sind Müdigkeit, Unruhe, Verstimmung, Überempfindlichkeit auf Geräusche, häufiges Gähnen und Heisshunger auf bestimmte Nahrungsmittel, Magen-Darmbeschwerden, Obstipation die aber auch Symptome der Stoffwechselstörung sein können, welche den Anfall auslösen. Nicht alle Patienten erkennen den Zusammenhang dieser Vorboten mit dem erst später nachfolgenden Anfall[17,18].

Die Aura

Nach den Vorboten erscheinen in 15–20 % der Migräneanfälle neurologische Symptome, bevor der Kopfschmerz erscheint. Die Migräne mit Aura wird auch als „klassische Migräne" bezeichnet, diejenige ohne als „gewöhnliche Migräne". Es kann auch vorkommen, dass nach der Aura der Migränekopfschmerz nicht erscheint.

Typisch sind visuelle Störungen, die langsam erscheinen und allmählich wieder verschwinden. Darum wird die Aura landläufig auch „Augenmigräne" genannt. Typisch für diese Art der Aura sind örtliche, unscharfe Flecken gestörten Sehens (Skotom), die auch Flimmern können oder gezackte Figuren, ein Verlust des räumlichen Sehens, Unschärfe, bis hin zu halbseitigem totalem Verlust des Sehens. In der Auraphase kann es auch zu Störungen des Geruchsempfindens kommen oder zu Sensibilitätsstörungen wie einem Verlust des Berührungsempfindens oder Kribbeln in den Armen und Beinen, Gleichgewichtsstörungen, Sprachstörungen oder irgendwelche andere neurologische Ausfälle. Die Störungen im Bild des Sehens sind unabhängig davon, ob man mit einem oder beiden Augen schaut, denn sie entsteht nicht in den Augen, sondern im Gehirn. Typisch ist auch, dass das Skotom oder auch die Sensibilitätsstörungen wandern. Auch können die Sehstörungen in Sensibilitätsstörungen, dann in Sprachstörungen und schliesslich in Lähmungserscheinungen übergehen. Im Gehirn kann man dementsprechend eine wandernde Störungsfront (Streudepolarisation) messen. Die Wissenschaftler sind der Ansicht, dass das Gehirn durch die Aura keinen bleibenden Schaden nehme. Jeder Patient nimmt die Aura auf seine ganz eigene Art wahr. Visuelle Auren inspirierten migränekranke Künstler für ihre Werke. Der berühmteste unter ihnen war Vincent van Gogh. Ausgeprägte Auren bezeichnet man auch als „Alice im Wunderland Syndrom“[19,20]. Migräneauren dauern bis zu 60 Minuten. Das Wandern der Erscheinungen ist charakteristisch und erlaubt die Unterscheidung gegenüber einem Schlaganfall. Neurologen verschreiben das Antiepileptikum Lamotrigin. Dieses kann die Häufigkeit der Auren etwas reduzieren, hat Nebenwirkungen und beeinflusst nicht die Migräneanfälle. Durch die Behandlung der Ursachen, der Grundkrankheit, heilen nicht nur die Migräneanfälle, sondern auch die Auren aus.

Die Kopfschmerzphase der Migräne

Zu 70 % ist der Kopfschmerz halbseitig, besonders in der Stirn, der Schläfe und im Auge. Meist ist er pulsierend. Körperliche Aktivität verstärkt ihn und zwingt zu Ruhe und Verdunkelung. Zu über 80 % ist er von Appetitlosigkeit und Übelkeit begleitet, das zu 40 % zu Erbrechen führt. Lichtscheu (Photophobie) besteht zu 60 % und Empfindlichkeit auf Geräusche zu 50 %. In 10 bis 30 % der Migräneanfälle sind die Patienten überempfindlich auf Gerüche (Osmophobie). Nicht nur Licht und Lärm, jegliche auch andere äussere Einflüsse verschlechtern den Zustand[21]. Migräneanfälle dauern zwischen 60 Minuten und drei Tagen. Bei Kindern dauern sie kürzer und sind eher beidseitig in der Stirne und Schläfe. Migräneanfälle von Kindern und Jugendlichen sind häufiger von Geruchsempfindlichkeit, Schwindel und Gleichgewichtsstörungen begleitet[22].

Die Phase der Rückbildung

Die Kopfschmerzen und die Begleitsymptome bilden sich langsam zurück und hinterlassen Anspannung und Erschöpfung. Die Rückbildungsphase kann bis zu 24 Stunden dauern.

Die Migräne ohne Aura

Sie ist mit 80 bis 85 % die häufigste Form der Migräne. Sie wird diagnostiziert, wenn der Schmerz halbseitig ist, auch wenn die Seite wechselt, wenn der Schmerz mittel bis stark ist, pulsiert oder klopft (pocht) und sich durch körperliche Aktivität verstärkt und wenn mindestens ein typisches Begleitsymptom auftritt, wie Lichtscheu, Lärmempfindlichkeit, Übelkeit oder Erbrechen. Auch ohne Aura erleben die Patienten vor dem Anfall oft Stimmungsschwankungen und Unruhe. Alle Begleitsymptome können vorhanden sein. Unter der Migräne ohne Aura leiden besonders Frauen vor oder während der Menstruation[23].

Die familiäre hemiplegische Migräne

Sie ist selten. Die Patienten erleben aber häufiger motorische Störungen (Lähmungserscheinungen). Bewusstlösigkeit und Fieber kommen vor. Drei Gendefekte auf den Chromosomen 1, 2 und 19 wurden gefunden.

Die sporadische hemiplegische Migräne

Die Symptome sind ähnlich der familiären. Kürzlich fand man auch bei diesen Patienten drei Gendefekte: im CACNA 1 A, im ATP1A2 und im ACN1A-Gen.

Die Basilarismigräne

Besonders junge Erwachsene sind betroffen. Charakteristische Begleitsymptome sind Sprachstörungen, Ohrgeräusche (Tinnitus), Hörverlust, Doppelbilder, Gangataxie, Bewusstseinsstörungen oder beidseitige Sensibilitätsstörungen (Parästhesien). Typisch für die Basilarismigräne sind Sehstörungen gleichzeitig im Schläfen-, wie im nasalen Gesichtsfeld. Selten kommt es vor, dass die Patienten sich überhaupt nicht mehr bewegen können (locked-in-Syndrom), bei vollem Wachzustand. Das kann 2 bis 30 Minuten dauern. Der Migräneschmerz und die Aurasymptome sind bei dieser Form meistens beidseitig.

Die vestibuläre Migräne

3 % der Bevölkerung leiden an Migräneanfällen mit Schwindel. Schwindel kann aber auch einen Migräneanfall auslösen. Vestibuläre Migräne ist medikamentöser Therapie kaum zugänglich. Als beste Therapie der vestibulären Migräne betrachten Wissenschaftler die Änderung der Diät und des Lebensstils[24].

Die retinale Migräne

Hier treten einseitige auraähnliche Sehstörungen, Skotome, Flimmern, Blindheit auf, beschränkt auf die Zeit des Migräneanfalls. Der Migränekopfschmerz setzt während diesen Sehstörungen ein oder bis zu einer Stunde danach[25].

Die periodenabhängige Migräne

Fast 60 % der Frauen mit Migräne beobachten einen strikten Bezug der Anfälle zur Menstruation. Jede fünfte Frau beobachtet einen gewissen Bezug zum Zyklus. Bei Frauen mit hormonabhängiger Migräne beginnen die Anfälle meist schon nach der Menarche und die Anfälle sind besonders ausgeprägt, jedoch etwas kürzer in der Dauer als bei Anfällen, die von der Menstruation unabhängig sind[26,27].

Die hormonelle Regulation des Zyklus der Frau ist äusserst komplex, die Ausschüttung der Hormone sorgsam aufeinander abgestimmt. Durch die hormonelle Schwangerschaftsverhütung wird diese Regulation empfindlich gestört und unterdrückt.

Das CGRP (Calcitonin gene-related Neuropeptide) wird als einer der bedeutenden Auslöser der Migräne betrachtet, da es im Trigeminusganglion gebildet wird und die Bildung von Stickoxyd und Entzündungsmediatoren (Cytokine) anregt. Stickoxyd ist eine der stärksten gefässerweiternden Substanzen. 17 β-Östradiol beeinflusst die Bildung des CGRP und dadurch die Bildung von Stickoxyd (NO). Allerdings wurde gezeigt, dass nicht so sehr die Höhe des Spiegels dieses Östrogens für die Migräneauslösung entscheidend ist, sondern dessen rascher Abfall unmittelbar vor der Periode[28].

Menstruale Migräneanfälle sprechen auf Triptane oft schlecht an. Therapeutische Eingriffe durch Hormone haben wenig Erfolg gezeigt[29]. Entscheidend für eine Besserung ist, dass die natürliche hormonelle Regulation in Ordnung gebracht wird. Hier ist die Neuraltherapie des gynäkologischen Raumes (Plexus Frankenhäuser) und der Schilddrüse wirksam, unterstützt durch das individuell und korrekt gewählte homöopathische Mittel und die vegetabile Frischkostdiät. Dadurch werden auch andere Beschwerden des prämenstruelle Syndroms deutlich gebessert. Viele Frauen leiden in der Prämenopausal (Abänderung) an Migräneanfällen. Wenn dies schon vorher der Fall war, so verschlechtern sich diese meistens. Frauen, die vorher am prämenstruellen Syndrom litten, sind hierfür gefährdeter. Frauen, bei denen die Menopause künstlich eingeleitet wurde, etwa durch eine Gebärmutterentfernung (Hysterektomie) oder Medikamente, sind noch mehr gefährdet, als wenn diese natürlich eintrat[30].

Komplikationen der Migräne

Die chronische Migräne

Migräne kann chronisch werden. Wenn sie über mindestens drei Monate an mehr als 15 Tagen pro Monat besteht. Man muss sie gegenüber migräneartigen Kopfschmerzen durch Schmerzmittelmissbrauch abgrenzen.

Der Status migränosus

Hier geht ein Migräneanfall ohne Pause in den nächsten über. Dies wird immer häufiger beobachtet, besonders bei der Migräne ohne Aura.

Der Migräneinfarkt

Migräne ist nicht harmlos. Im Laufe einer Migräneattacke mit Aura kann es zu einem Schlaganfall kommen (Apoplexie), nicht jedoch bei Migränepatienten ohne Aura. Allerdings sind Migränepatienten gleichzeitig deutlich mehr gefährdet für Herz-Kreislaufkrankheiten und ihre Komplikationen[31,32,33,34]. Migräne-Patienten leiden häufiger an intermittierendem Vorhofflimmern und Mikroembolien[35,36]. Ein früher Beginn der Migräneanfälle mit Aura erhöhte jedoch das Infarktrisiko im Alter nicht, was darauf hinweist, dass nicht die Migräneanfälle selbst, sondern die Grundkrankheit, welche zur Migräne führt, das Infarktrisiko erhöht[37]. Das Apoplexierisiko ist bei Migränepatienten rund doppelt so hoch wie bei vergleichbaren Personen ohne Migräne. Am ehesten fand man bei jüngeren Frauen durch die Migräne bedingte Infarkte und zwar in der hinteren Region der Hirngefässe. Die Wissenschaftler halten fest, dass es sich bei den meisten Hirninfarkten, die während eines Migräneanfalls auftraten, nicht um migränöse Infarkte handelte, also nicht durch die Migräne verursachte Infarkte, sondern dass die Migräne höchstens eine auslösende Wirkung hatte für einen Hirninfarkt, der ohnehin geschehen wäre[38].

Die Migralepsie

Als Migralepsie bezeichnet man epileptische Krampfanfälle, die durch einen Migräneanfall ausgelöst werden und zwar während oder bis 1 Stunde nach einem Migräneanfall. Sie kommt nur bei Migräneanfällen mit Aura vor und weist auf die nahe Verwandtschaft zwischen Migräne und Epilepsie hin[39].

Visual snow (Schneesehen)

Die Patienten leiden unter einem konstanten „Bildrauschen“, wie Schneegestöber im gesamten Gesichtsfeld, ähnlich einer persistierenden Aura. Diese Störung ist mit Migräneanfällen assoziiert.

Die Epidemiologie der Migräne

10–14 % der Weltbevölkerung leiden an Migräneanfällen und Frauen dreimal häufiger als Männer. Migräne gilt als häufigste neurologische Krankheit. Leidet man mehr als 15 Tage pro Monat an Migränekopfschmerzen, wird die Migräne als chronisch eingestuft, ansonsten als episodisch bezeichnet. In Deutschland leiden acht Millionen Menschen an Migräne[40]. In anderen europäischen Ländern und den USA ist die Prävalenz (Häufigkeit) ähnlich[41,42].

Am häufigsten erscheint die Migräne zwischen dem 25. und 45. Lebensjahr. Menschen, welche als Säuglinge an Koliken litten, haben als Erwachsene häufiger Migräneanfälle[43]. Im letzten Jahr der Grundschule (12-jährig) klagen bis zu 80 % der Kinder über Kopfschmerzen. Bei rund 16 % wird die Diagnose Migräne gestellt[44]. In der Pubertät sind es 20 %, Mädchen und Knaben gleich häufig[45]. Mit der Geschlechtsreife erkranken die jungen Frauen dreimal häufiger als die Männer an Migräne. Dies hat mit den Geschlechtshormonen und deren Regulation zu tun. Viele Frauen erleben eine Ansammlung von Stoffwechselprodukten und Wasser unmittelbar vor der Periode, besonders wenn die hormonelle Regulation durch jahrelange hormonelle Empfängnisverhütung unterdrückt wurde. Während Schwangerschaften werden Migräneanfälle oft häufiger, etwas weniger stark auch während der Laktation (Stillen)[46].

Die Diagnose der Migräne

Die Diagnose erfolgt auf Grund der Krankengeschichte (Anamnese) des Patienten. Hilfreich ist ein Kopfschmerztagebuch, in welchem die Patienten die Beschwerden und Anfälle eintragen und den Grad ihrer Beeinträchtigung bezeichnen (migraine disability assessment score). Durch sorgsame Untersuchungen müssen aber andere Ursachen für die Kopfschmerzen ausgeschlossen werden. In erster Linie muss ein „sekundärer Kopfschmerz" ausgeschlossen werden, das heisst, ein Kopfschmerz als Symptom einer Grundkrankheit, eines Tumors, Folgen von Traumen, Blutungen, Entzündungen. Migräneartige Kopfschmerzen, die plötzlich auftreten, besonders bei kleinen Kindern oder älteren Personen weisen hierauf hin. Dies erfordert sorgsame Abklärungen. Dann muss die Migräne von einem Cluster-Kopfschmerz oder von Spannungskopfschmerzen abgegrenzt werden.

Allgemein gilt die Migräne als neurologische Krankheit. Wie bereits erläutert, handelt es sich aber um eine Reaktion auf einen kranken, überlasteten Stoffwechsel. Die Migräne kann nur geheilt werden, wenn die zu Grunde liegenden Ursachen sorgfältig abgeklärt und geheilt werden.

Wissenschaftliche Untersuchungen zur Ursache und zum Geschehen bei der Migräne

Der genaue Ablauf eines Migräneanfalls (Pathogenese) ist nicht völlig aufgeklärt. Es gibt eine Vielzahl von Hypothesen, die sich ergänzen.

Die vaskuläre Hypothese

Vor dem Anfall verengen sich die Arterien des Gehirns krampfartig, bei erhöhtem Sympathikotonus.

Während des Migräneanfalls erweitern sich die Arterien des Gehirns massiv, was oft als Pulsieren empfunden wird. Dies wird durch ein Reflexgeschehen (Trigeminovaskulärer Reflex) erklärt[47,48]. In den Wänden der Blutgefässe des Gehirns befinden sich Schmerz- und Dehnungsrezeptoren in Form freier Nervenendigungen des Nervus trigeminus. Während eines Migräneanfalls sind diese aktiviert. Für das Schmerzempfinden wird eine Reizung dieser Nervenendigungen über Dehnungs- und Chemorezeptoren der Blutgefässe verantwortlich gemacht, die über den Nervus trigeminus ins Grosshirn geleitet werden. Eine Projektion dieser Reizung in den Hypothalamus wird vermutet, welche Lichtempfindlichkeit, die Geräuschempfindlichkeit, Übelkeit und Erbrechen erklärt[49].

Die vaskuläre Hypothese erklärt am besten den pulsierenden Charakter des Schmerzes und entspricht dem Verlauf der Harnsäure und der übrigen Stoffwechselparameter, wie weiter unten beschrieben. Dementsprechend können gefässerweiternde Substanzen wie Nitroglycerin eine Migräne auslösen[50]. Eine mechanische Kompression der Kopfarterien reduziert den Schmerz etwas[51].

Als Migränemedikamente werden Mutterkornalkaloide, Triptane und CGRP-Rezeptorantagonisten eingesetzt. Deren Wirkung während des Anfalls wird mit ihrer gefässverengenden Wirkung erklärt. Mutterkornalkaloide und Triptane aktivieren Serotoninrezeptoren des Typs 5-HT1B an der Oberfläche der Blutgefässe und bewirken so deren Kontraktion. CGRP-Rezeptor-Antagonisten hemmen an den CGRP-Rezeptoren die gefässerweiternde Wirkung des Calcium-Gene-Related Peptids, so dass die Gefässe sich verengen. Die Symptome der Aura und die Begleitsymptome gelten als durch die vaskuläre Hypothese ungenügend erklärt.

Die Übererregbarkeitshypothese

Bei Migränepatienten ist der Occipitallappen des Gehirns übererregbar. Bei der familiären Migräne hat man, wie schon erwähnt, drei Gendefekte als mögliche Teilursache gefunden:

Beim Typ I fand man Mutationen im CACNA1A-Gen auf dem Chromosom 19. Dieses Gen codiert eine Untereinheit des L-Typ Calciumkanals der Blutgefässe, welcher von deren Spannung abhängig ist.

Beim Typ II fand man eine Mutation, welche für einen gestörten Ionentranport in den Gefässwänden verantwortlich ist.

Beim Typ III fand man Mutationen im SCN1A-Gen auf Chromosom 2, die einen

Defekt eines Natriumkanals erklärt, der sich auf die Gefässspannung auswirkt.

Die Wissenschaftler vermuten ebenfalls Gendefekte bei der nicht familiären Migräne, konnten aber bisher keine ausfindig machen. Sie vermuten, dass die Komorbidität (gleichzeitiges Vorhandensein) von Migräne und Epilepsie, sowie Migräne und Depression ebenfalls durch Gendefekte erklärbar sei[52].

Die von Alexander Haig ausgehenden Stoffwechseluntersuchungen sind mit beiden Hypothesen vereinbar und sind durch klinische Beobachtungen und Laboruntersuchungen seit über 100 Jahren bestätigt worden. Sie weisen eindrücklich auf die zu Grunde liegende Schädigung und Überlastung des Stoffwechsels als Ursache und Auslöser der Anfälle hin.

Vererbung

Nur bei seltenen hemiplegischen Formen der Migräne konnte eine Vererbung nachgewiesen:

Die familiäre hemiplegische Migräne
Sie ist selten. Die Patienten erleben aber häufiger motorische Störungen (Lähmungserscheinungen). Bewusstlosigkeit und Fieber kommen vor. Drei Gendefekte auf den Chromosomen 1, 2 und 19 wurden gefunden.

Die sporadische hemiplegische Migräne
Die Symptome sind ähnlich der familiären. Erst kürzlich fand man auch bei diesen Patienten drei Gendefekte: im CACNA 1A, im ATP1A2 und im ACN1A-Gen[53].

Die Hypothese der Stoffwechselvergiftung als Ursache der Migräne

Die hier folgende ausgezeichnete Darstellung Bircher-Benners vom Zusammenhang zwischen Stoffwechsellage und Krankheitserscheinung[54] ist trotz ihres Alters noch immer hochaktuell und durch neueste Forschungen für eine grosse Zahl weiterer Stoffwechselabläufe bestätigt worden. Natürlich müssen den neueren Kenntnissen der physiologischen Chemie entsprechend einige Korrekturen angebracht werden, da nicht nur die Harnsäure die hier beschriebenen Reaktionen auslöst. Sie möge den Lesern zur Erläuterung dienen. „Indem Dr. Haig die Harnsäureausscheidung von Stunde zu Stunde, von Tag zu Tag, von Jahreszeit zu Jahreszeit im Harn kontrollierte, indem er gleichzeitig den Harnsäuregehalt des Blutes bestimmte und gleichzeitig die Erscheinungen, die am Blutkreislauf nachzuweisen sind, sowie die objektiven und subjektiven Krankheitssymptome verfolgte und die eine Geschehnisreihe mit der anderen verglich, kam er zum Schluss, dass seine Migräne durch eine Überschwemmung seines Blutes mit Harnsäure entstehe. Er führte sich bestimmte Mengen von Harnsäure zu, sei es in der Nahrung oder als chemische Substanz, beobachtete deren Durchpass durch sein Blut und deren Ausscheidung im Harn und erlebte gleichzeitig wieder eine Kopfschmerzanfall. Er lernte die Harnsäurezufuhr und -Produktion seines Körpers auf ein Minimum herabzusetzen und sah, dass die Kopfschmerzanfälle für beliebig lange Zeit spurlos verschwanden. Ausnahmslos war sein Blut mit Harnsäure überladen, wenn der Kopfschmerz ihn befiel und ausnahmslos befiel ihn der Kopfschmerz, wenn er absichtlich sein Blut mit Harnsäure überlud. Nie kam der Kopfschmerz, ohne dass dem Blut übermässige Harnsäuremengen zugeführt wurden, sei es aus der Nahrung oder anderswoher.“

Aber die Harnsäure im Blut hängt, wie Haig bald erkannte, auch davon ab, ob das Blut genügend Lösungsmittel, gewisse Alkalien (Basen), enthält. War viel Harnsäure im Blut gelöst und entzog er ihm nun durch Einnahme von Säuren, die die Alkalien für sich beanspruchen, das Lösungsmittel, so wurde die Harnsäure aus dem Blut ins Gewebe geworfen, vor allem in die Gelenke, Knochenhaut, Knorpel und ins Bindegewebe. Das Blut wird dann frei von Harnsäure, aber die Gewebe werden damit beladen und es entstehen dort Reizerscheinungen. Der Kopfschmerz verschwindet auch auf diese Art, aber die ihn verursachende Harnsäure ist keineswegs aus dem Körper ausgeschieden. Sie sitzt in den Geweben, kann dort bleiben, es kann Tag für Tag neue Harnsäure dazukommen, so dass sich in den genannten Geweben allmählich ein beträchtliches Harnsäurelager bildet. Dies wird ganz sicher dann der Fall sein, wenn die tägliche Nahrung, statt eines Basenüberschusses, einen Säureüberschuss zuführt. (Dies tut jede eiweissreiche Nahrung, besonders auch eine einigermassen reichliche Fleischnahrung.) Bei dem Migränekranken kommt immer wieder eine innere Situation, bei welcher die Harnsäureladung des Blutes bis zur Kopfschmerzschwelle anwächst. Hat er schon ein Harnsäurelager angehäuft, so kommen die Anfälle selbst dann noch, wenn er harnsäurefreie Nahrung nimmt, da die Harnsäure der Gewebe von Zeit zu Zeit die Dämme durchbricht und wieder ins Blut zurückströmt.

Harnsäure im Blut bedeutet Ausscheidung der Harnsäure durch die Nieren. So hängt auch die Ausscheidung, also die Entlastung des Körpers von dem genügenden Vorhandensein des Lösungsmittels (Basen) im Blut ab. Ist viel Harnsäure im Harn, so ist auch wenig im Blut. Doch beweist dies nicht, dass keine Harnsäure gebildet wird. In der Regel beweist es, dass das Lösungsmittel von anderen Säuren aufgezehrt wird, während die fortgesetzt zugeführte und gebildete Harnsäure in die Gewebe gelagert und dort aufgestaut wird. Dem Kopfschmerzanfall geht ein Stadium voraus, in welchem sich der Kranke ganz besonders wohl und frisch fühlt. Er löst dabei reichlich hellen Harn mit sehr wenig Harnsäure beladen. In diesem Stadium wird die aus der Nahrung stammende Harnsäure in den Geweben zurückgehalten, um dann plötzlich wie ein Orkan ins Blut einzubrechen und den Kopfschmerzanfall hervorzurufen. Viele Kranke kennen dieses Stadium und wissen, dass das Leiden nun bald wieder losgeht, andere missverstehen ihr Wohlbefinden regelmässig, glauben, dass nun wirklich eine Besserung kommt, geben ihrer freudigen Hoffnung bei Bekannten oder beim Arzt Ausdruck. Einige Stunden später liegt das Schifflein der Hoffnung zerschellt auf einer Klippe. Diese eigenartige Erscheinung tritt noch bei manchen anderen Leiden auf, in deren Verursachung die Harnsäure eine Rolle spielt. Schon vor vielen Jahren erhob sich regelmässig in meinem Inneren ein Mahnruf, wenn ein Kranker enthusiastisch sein Wohlbefinden und die erzielte Besserung rühmte. Die Erfahrung hatte mich gelehrt, dass schon der folgende Tag einen schlimmen Rückfall bringen werde.

Das „Himmelhoch jauchzend, zum Tode betrübt“ hat auch etwas mit der Harnsäure zu tun. Ähnliche Erscheinungen stellen sich bei vielen Frauen vor der Periode ein, aber es ist ja bekannt, dass die Migräneanfälle namentlich zur Zeit der Periode auftreten und Haig hat gezeigt, dass sich um die Periodenzeit stets Harnsäure-Umwälzungen im Körper vollziehen.

Da die Harnsäurebildung und ihre Bewegung durch das Blut mit sämtlichen Stoffwechselvorgängen innigst zusammenhängt, zeigt dadurch, dass in den Wirkungen der Harnsäure vielfach eine auffallende Periodizität des Stoffwechsels abläuft. Indem nun Haig diese periodischen Geschehnisse verfolgte und miteinander verglich, entdeckte er eine Tagesperiode und eine Jahresperiode der Harnsäurewirkung. Hören wir zunächst, was er über die Tagesperiode sagt:

Sir W. Roberts, der englische Stoffwechselforscher, hatte nachgewiesen, dass in unserem Organismus ein tägliches Wechselspiel zwischen Säure- und Basenüberschuss abgespielt wird. Die Säuren beherrschen die Stoffwechselvorgänge von vormittags 11 Uhr bis in die Nacht hinein und erreichen ihren Höhepunkt etwa nachts 11 Uhr. Die Alkalien oder Basen dagegen übernehmen die Vorherrschaft nach Mitternacht, spätestens ab 4 Uhr morgens und behalten sie bis gegen 11 Uhr vormittags mit dem Höhepunkt ca. um 9 Uhr morgens. Roberts verglich dieses Wechselspiel mit den Gezeiten des Meeres und nannte die Zeit der Basenvorherrschaft die alkalische Flut. Diesem Wechsel zwischen Säuren- und Basenherrschaft entsprechend, fand nun Haig den Transport der Harnsäure durch das Blut. Während der Säureherrschaft enthält das Blut wenig Harnsäure ebenso der Harn, der hell und reichlich ausgeschieden wird: die hemmenden Wirkungen der Harnsäure auf den Kreislauf des Blutes in den Kapillaren, von denen wir bald mehr zu sagen haben werden, fehlen, sodass der Kreislauf und die Durchblutung der Gewebe sich günstig gestalten. In dieser Zeit wird die gebildete und mit der Nahrung zugeführte Harnsäure mehr oder weniger in den Organen und Geweben zurückgehalten. Umgekehrt gehen die Dinge während der alkalischen Flut. Unter der Herrschaft der Basen wird das Blut mehr und mehr mit Harnsäure beladen, wodurch ihre Ausscheidung durch die Nieren steigt. Der Harn wird dabei spärlich und dunkel. Selbstverständlich bleiben auch die Wirkungen der Harnsäure auf den Kreislauf und die Kapillaren nicht aus. Die Strömung des belasteten Blutes verlangsamt sich in den feinen Haargefässen, die Durchblutung der Gewebe wird schlechter, schliesslich fängt der Sauerstoff an zu mangeln und die Kohlensäure häuft sich an, eventuell bis zur Kohlensäurevergiftung. Der Stärkegrad dieser Störungen hängt nach Haig in erster Linie von den Harnsäureüberschüssen des Stoffwechsels ab.

Während der Vorherrschaft der Säuren, die sich jeden Tag zur selben Zeit wiederholt, wird demnach die Harnsäure in den Geweben gestaut, das Blut dadurch von ihr befreit, der Kreislauf in den Kapillaren beschleunigt und der verdünnte harnsäurearme Harn fliesst reichlich durch die Nieren ab, was bewirkt, dass der Mensch sich behaglich, wohlauf, gesund, kräftig und arbeitslustig fühlt. Zur Zeit der alkalischen Flut kehren sich die Verhältnisse um: Die gestaute Harnsäure strömt ins Blut zurück, erscheint in reichlicher Menge in dem nun dunklen und spärlichen Harn. Je grösser die Harnsäuremenge ist, umso empfindlicher wird die Störung des Kapillarkreislaufes und dadurch die Schädigung des Gaswechsels. In demselben Masse verschlechtert sich das Wohlbefinden. Unbehagen, Mattigkeit, Schwere der Glieder und des Kopfes, Unlust, Verstimmung stellen sich ein. Es sind dies Symptome der Harnsäurewirkung, welche bei vielen Menschen tagtäglich beim Erwachen am Morgen und oft stärker nach tiefem Schlaf auftreten. Bei vielen verschwinden diese Symptome nach dem Aufstehen und kräftiger Muskelbewegung, da letztere den Kapillarkreislauf in leichteren Fällen wieder herstellen kann. Andere helfen sich mit kalten Waschungen oder einem kalten Bad, dessen erfrischende Wirkung sie nicht genug rühmen können. Diese Art der Erfrischung ist aber, wie Haig zeigen konnte, teuer erkauft, da hierbei die im Blut gelöste und zur Ausscheidung bestimmte Harnsäure einfach wieder in die Gewebe zurückgeworfen wird, von wo sie bei nächster Gelegenheit wieder ins Blut zurückströmt oder aber zur Vermehrung des Harnsäurelagers verwendet wird, was dann, wie wir sehen werden, für das spätere Leben rheumatische, gichtische und andere Erkrankungen vorbereitet. Ganz ähnlich wirken Bohnenkaffee, Schwarztee, Schokolade und Kakao, die heute so vielen Leuten als unentbehrliche Frühstücksgetränke erscheinen. Vermöge ihres Gehaltes an Xanthinstoffen, Vorstufen von Harnsäure, entreissen sie dem Blut das Lösungsmittel, worauf sich das Blut von der Harnsäure klärt und diese wieder in die Gewebe zurückgeworfen wird. Man kann es so verstehen, dass die Liebe zu diesen Getränken in dem Masse wachsen muss, wie die Harnsäuremenge, die für die alkalische Flut bereit ist, im Körper anwächst. Aber diese Harnsäuremenge wächst ja gerade auch durch diese Getränke an, deren Xanthine im Stoffwechsel zu Harnsäure umgewandelt werden. Man vertreibt also hier ahnungslos den Teufel mit dem Beelzebub.

Die Harnsäurewirkung der alkalischen Flut kann bei reichlicher Harnsäureproduktion so stark werden, dass der Schläfer jeden Morgen mit bleischweren Gliedern oder selbst mit Kopfschmerzen erwacht. Viele sind dann kaum mehr zum Aufstehen zu bewegen, und es gibt sowohl unter den „Nervösen" wie unter den „Geschwächten" gar manchen, der das Bett nicht mehr vor elf Uhr vormittags verlässt und völlig überzeugt ist, dass seine Gesundheit ein früheres Aufstehen überhaupt nicht ertrage. Zu dieser Überzeugung tragen dann namentlich die Herzstörungen bei, die sich bei höheren Graden dieser morgendlichen Harnsäure- und Kohlensäurevergiftung zu den Kreislaufstörungen hinzugesellen, die erst wieder nachlassen, wenn das Blut durch den Aufschwung der Säuren von der Harnsäure geklärt wird. Alle solchen Menschen gleiten auf einer schiefen Ebene langsam ihrem Untergang entgegen. Abgesehen von der stetigen Anhäufung des Harnsäurelagers erleiden sie eine fortgesetzte empfindliche Schwächung der zartesten und lebenswichtigsten Organe durch die täglich und mehrere Stunden verlängerte Zeit des Sauerstoffmangels und der Kohlensäurevergiftung. Zu diesen zartesten Organen gehört namentlich das Gehirn, das Rückenmark und das sympathische Nervensystem.

Die Zahl der Menschen, welche derartige Morgenstörungen zu tragen haben, ist sehr gross und zwar schon in jugendlichen Jahren. In der Regel wissen weder sie selbst noch ihre Ärzte etwas von den ursächlichen Zusammenhängen, welche hier erwähnt und von Alexander Haig aufgefunden worden sind. Diesem Nichtwissen entspricht die Behandlung. Bei schwächlichen Personen wird beinahe immer entschieden, dass sie das frühe Aufstehen eben einfach nicht ertragen. Sie dürfen daher das Bett nicht vor 10 oder 11 Uhr verlassen. So liegen sie jeden schönen Morgen ihres Lebens im Bett, ihre Organe verfaulen in der Kohlensäurevergiftung und ihre Willenskräfte, die sie für die Gestaltung des Daseins so nötig hätten, sterben langsam ab. Nach einigen Jahren stellen sich dann selbstverständlich schwerere Erkrankungen ein, doch vermag auch dies keine Erkenntnis der Zusammenhänge herbeizuführen. In Bezug auf die Ernährung verhält man sich genauso wie Haig sich vor seiner Verzweiflung verhielt: man sucht diese „kraftlosen" Wesen durch „kräftige" Nahrung – möglichst viel Fleisch, Eier, Fleischextrakt und Bouillon – zu stärken, gibt ihnen Kaffee, Tee, um sie „aufzuwecken". Wenn sich Herzstörungen hinzugesellen, so erhalten sie noch Coffein, ein konzentriertes Xanthin-Harnsäurepräparat. Alle diese Massnahmen mehren aber nur den Harnsäurevorrat des Körpers, da die Ausscheidung der Harnsäure durch die Säureüberschüsse der eiweissreichen Nahrung immer unmöglicher, die Zufuhr an Harnsäure aber immer grösser wird.

Und doch gäbe es ein ganz einfaches Mittel, den ganzen Zustand innerhalb kurzer Zeit völlig umzuwandeln. Aber gerade an dieses Mittel denkt niemand, es sei denn unter Zehntausenden einmal einer in der höchsten Verzweiflung. Dieses Mittel heisst: Fort mit der Fleischnahrung, den Eiern, dem Kaffee, Tee und der Bouillon, dafür eine harnsäurearme, basenreiche, vitaminhaltige Ernährung mit frischen Früchten, Gemüsefrüchten, Salaten, Rohgemüsen, Kartoffeln und richtig gekochten Vegetabilien. Dazu am frühen Morgen ausgiebige Bewegung im Freien, Märsche, Gymnastik, wo möglich im Luftlichtbad. Wer einmal diese Zusammenhänge durchschaut frägt sich: Warum sind denn die Menschen so blind für diese Einsicht? – Die Erklärung dieses Verhaltens liegt, wie wir gleich sehen werden, in den Harnsäurewirkungen selbst.

Die soeben beschriebenen Vorgänge der Tagesperiodizität, die in der Säureflut und in der alkalischen Flut des Sir W. Roberts ihren prägnanten Ausdruck findet, liefern uns höchst unerwartete Aufschlüsse über die Wirkungen der Harnsäure auf unser subjektives Wohlbefinden. Wir empfinden nicht, ob wir wenig oder viel Harnsäure mit der Nahrung zuführen, nicht, ob wenig oder viel Harnsäure in unserem Körper vorhanden ist; wir empfinden nur, ob wenig oder viel Harnsäure in unserem

Blut ist. Sobald der Harnsäuregehalt des Blutes einen bestimmten, wohl individuell verschiedenen Grad überschreitet, wird es uns unbehaglich; infolge der Kreislaufhemmung und der Kohlensäurevergiftung stellt sich Mattigkeit, Schwere in den Gliedern, schwerer Kopf und bei vielen selbst Kopfschmerz ein. Wir werden bald sehen, welche Reihe von Krankheitszuständen sich bei lange dauernder Überladung des Blutes mit Harnsäure ausbildet.

Wir empfinden auch nicht, ob wir die während eines Tages zugeführte und produzierte Harnsäure ausscheiden, oder ob wir einen Teil davon, oft einen ganz erheblichen in den Geweben aufspeichern. Wir können jahrelang aufspeichern, bis endlich die Gicht ausbricht, und erklärt wir merken nichts davon. Die gelegentlichen Warnsignale, deren Mannigfaltigkeit wir auch bald kennen lernen werden, missverstehen wir völlig, halten sie für „Erkältungskrankheiten" oder „nervöse Zustände" und bekämpfen sie mit Mitteln, die den ursächlichen Zustand nur verschlimmern.

Wir empfinden nur das erhöhte, angenehme Lebensgefühlt bei harnsäurefreiem Blut und das beschwerte, gehemmt, depressive und unangenehme Lebensgefühl bei harnsäurebelastetem Blut. Das Erstere passt uns, das Letztere passt uns gar nicht. Wir wollen keine Harnsäure im Blut dulden. Danach richtet sich und erklärt sich unser Verhalten.

Man kann die Harnsäurefreiheit des Blutes nun auf zwei verschiedene, einander diametral entgegengesetzte Arten erzielen. Die erste Art ist die Wahl einer relativ harnsäurefreien Nahrung, die zweite Art ist die Klärung des Blutes von der Harnsäure durch Säuren, wobei die Harnsäure in die Gewebe unseres Organismus getrieben und dort aufgespeichert wird.

Stoffwechsel und Migräne aus heutiger Sicht

Heute wissen wir, dass nicht nur die Harnsäure an der Stoffwechselvergiftung beteiligt ist, welche sich in den Migräneanfällen periodisch entlädt. Es ist eine Vielzahl anderer organischer Säuren beteiligt, welche der Stoffwechsel, die Leber, nicht abbauen und entgiften kann, so dass sie sich im ganzen Körper in der Matrix, der Zwischenzellsubstanz des zarten Bindegewebes ablagert und dieses in derselben Weise verschlackt, wie dies für die Harnsäure beschrieben wurde. Doch scheint die Harnsäure nicht nur für das Rheuma, die Gicht, sondern auch für Migräneanfälle eine zentrale Rolle zu spielen.
Haig und Bircher-Benner haben früh die Ursache der Migräne, die in der Überlastung des Stoffwechsels mit Toxinen liegt. verstanden.

Grosse Bedeutung haben bakterielle Endotoxine aus einem kranken Milieu im Darm[55].
Darauf baut die seit vielen Jahrzehnten bewährte Therapie auf, welche in diesem Buch beschrieben ist. Heute wissen wir, dass auch oxydativer Stress an der Migräne ursächlich beteiligt ist. Oxydativer Stress entsteht durch die allgemein verbreitete Fehlernährung und ungesunde Lebensweise. Dabei bewirken, wie schon erwähnt, so genannte R.O.S. (reactive oxygen species), hochreaktive, saure Stoffwechselprodukte, dass das grosse Ganglion des Trigeminusnervs CGRP (calcitonin gene-related peptide) ausschüttet, welches sowohl die Produktion des Radikals Stickoxyd (NO) mit extrem gefässerweiternder Wirkung, als auch Entzündungsmediatoren (Zytokine, Tumornekrosefaktor α) veranlasst und dadurch am Entstehen des Migräneanfalls beteiligt sind[56,57,58,59].

Oxydativer Stress schädigt die Mitochondrien, die Kraftwerke der Zellen, in welchen die Glukose abgebaut wird, zur Synthese energiereicher Phosphate für den Stoffwechsel. Gesunde Menschen haben rund 1500 Mitochondrien pro Zelle. Oxydativer Stress entsteht in erster Linie durch Fehlernährung und unangepasste Lebensweise, Toxine und elektromagnetische Strahlenbelastung. Dabei ist man nur noch wenig belastbar, fühlt sich erschöpft und ist für neurodegenerative Krankheiten wie Demenz, Parkinson-Krankheit, Neuropathien, multiple Sklerose, für andere degenerative Krankheiten und Krebs gefährdet.

Kopfschmerz ist ein prominentes Symptom bei Patienten, die durch oxydativen Stress geschädigt sind. Am häufigsten leiden sie an Migräne[60], seltener an Spannungskopfschmerzen, an Trigeminusneuralgie. Leiden sie an Migräne, so dauert die Aura oft besonders lang oder sie leiden an Sehstörungen nach dem Anfall. Bei diesen Migränepatienten empfehlen die Wissenschaftler diätetische Massnahmen und die Gabe von Vitaminen und Antioxydantien[61]. Die antioxydative Wirkung der vegetabilen Frischkost (Rohkost), wie in diesem Buch beschrieben, ist sehr stark, durch den hohen Gehalt an antioxydativen sekundären Pflanzenstoffen (Phytochemicals). Diese sind im Bircher-Benner Handbuch Nr. 4: Frischsäfte, Rohkost und Früchtespeisen eingehend beschrieben, mit Tabellen zur praktischen

Anwendung. Diese Diät ist eine absolute Bedingung für die Heilung der Migräne. Allen Migränepatienten empfehlen wir dringend die Lektüre dieses Buches.

Die Migräne ist heute bei Kindern das häufigste Schmerzsyndrom. Vitamin D-Mangel ist heute weit verbreitet und ist mit der Migräne assoziiert. Wird er bei Kindern mit Migräne behoben, so vermindert sich die Häufigkeit, die Schwere und die Dauer der Kopfschmerzanfälle[62]. Als Risikofaktoren für die kindliche Migräne gelten heute: Adipositas, eiweissreiche Ernährung mit viel Fleisch, Alkohol und Kaffeekonsum, schwierige Familienverhältnisse, Mangel an physischer Aktivität, physischer oder emotionaler Missbrauch, Kränkung durch Gleichaltrige, unfaire Behandlung in der Schule und ungenügende Freizeit. Nicht Triptane werden bei Kindern befürwortet, sondern das Angehen dieser Probleme, der Ernährung und des Lebensstils[63,64].

Auch bei High-School Studenten wurden ursächliche Faktoren des Lebensstils für die Migräne identifiziert: hoher Konsum von Cocktails, Kaffee, Rauchen, Bewegungsmangel, schmerzhafte Nackenverspannungen, chronischer Stress[65,66,67].

Allein der Verzicht auf Kaffee verbesserte das Ansprechen auf Triptan um 50 %[68]. Hohe Cholesterin- und Triglycerid Spiegel im Blut, hoher Konsum von Fett, Fettleibigkeit, Insulinresistenz, Konsum von Alkohol, Kaffee und koffeinhaltigen Getränken, orale Kontrazeptiva, Rauchen und Stress, Hunger und übertriebener Sport sind anerkannte Risikofaktoren der Migräne[69]. Menschen mit melancholischer Stimmungslage und emotionaler Depression sind für Migräne gefährdet[70,71]. Dem entsprechend leiden Patienten mit chronischer Migräne vermehrt an Bluthochdruck, Hypercholesterinämie, Insulinresistenz, koronarer Herzkrankheit, Herzinfarkt und an chronischen Entzündungen des Zahnfleisches (Parodontose). Es wird vermutet, dass diese Entzündungen zur Überreizung des Trigeminus beitragen[72].

Nahrungsmittelallergien, Nahrungsunverträglichkeiten und Migräne

Wie im allgemeinen Teil dieses Buches beschrieben, ist die Dysbiose, das durch die allgemein verbreitete Fehlernährung geschädigte Mikrobiom des Darmes, die Darmflora, mit geschädigtem enteralem Immunsystem, der Grund für viele Nahrungsmittelunverträglichkeiten, an denen Migränepatienten leiden.

Die biochemische Struktur tierischer Eiweisse ist denjenigen des Menschen so ähnlich, dass bei jeder tierischen Mahlzeit eine Verdauungsleukozytose entsteht, das heisst, ein Anstieg der weissen Blutkörperchen im Blut, als Ausdruck der Arbeitsleistung, welche vom Immunsystem gefordert wird, um fremdes Eiweiss von eigenem zu unterscheiden, von chemischen Stoffen, welche das Immunsystem ablehnen muss und denjenigen, welche es annehmen darf. Jedesmal wenn tierisches Eiweiss in den Darm gelangt, wird es von dendritischen Immunzellen auf Verträglichkeit untersucht. Zur Homogenisierung der Milch wird diese bei Ankunft in der Milchfabrik unter fünffachen Atmosphärendruck gesetzt und danach über eine heisse Platte gespritzt, mit dem Zweck, die räumliche Struktur der Milchproteine und Lipide zu verkrüppeln. Dies bewirkt, dass das Milchfett nicht mehr aufschwemmt. Solche Eiweisse werden vom enteralen Immunsystem als verdächtig wahrgenommen. Dies ist der Grund, weshalb heute sehr viele Menschen Kuhmilch und Milchprodukte nicht mehr vertragen[73]. Zuerst bilden die Immunzellen Antikörper vom Typ IgG4 dagegen und wenn die Intoleranz stark und zur Allergie wird, IgE-Antikörper. Dann reagiert das Immunsystem bald auch gegen andere ähnliche Nahrungsproteine, besonders diejenigen des Weizens und gegen Backhefe und Pilze. Über die klinische Bedeutung dieser IgG4-Antikörper sind die Wissenschaftler sich noch nicht einig. Die klinische Erfahrung zeigt, dass durch eine vegetabile Frischkostdiät, in welcher man anfangs diejenigen Nahrungsmittel, gegen welche IgG4-Antikörper gebildet wurden, aus der Diät weglässt, viele Krankheitssymptome rascher ausheilen, als ohne diese individuelle Anpassung der Diät.

Einige wissenschaftliche Arbeiten belegen, dass bei solchem Vorgehen, die Migräneanfälle seltener, kürzer und schwächer werden[74,75]. Versuche mit Eliminationsdiäten zeigten eine deutliche Besserung der Migräne, was die Bedeutung der Nahrungsmittelallergien als Teilursache bestätigt. Bei Weglassen von durchschnittlich 10 Nahrungsmitteln mit hohen IgG-Antikörpertitern, wurden 85 % der Patienten beschwerdefrei[76]. Patienten mit derartigem Magen-Darmstörungen haben einen erhöhten Histaminspiegel und vertragen histaminhaltige Nahrungsmittel nicht (Histaminintoleranz). Sie leiden häufiger an Migräneanfällen[77].

Der Einfluss eines kranken Darmes auf das Gehirn, die „Gut-brain-Axis“

In der embryonalen Entwicklung des Kindes entwickelt sich das Nervensystem des Darms gleichzeitig mit dem zentralen Nervensystem. Über den Nervus Vagus bleiben sie zeitlebens miteinander verbunden. Nicht nur das Gehirn sendet Signale zum Darm, sondern auch der Darm zum Gehirn. So wie das Gehirn den Darm beeinflusst, so wirkt der Darm auf die Funktionsweise des Gehirns ein. So beeinflusst unsere Nahrung und das Mikrobiom des Darms unsere Wahrnehmung, unsere Stimmung und unser Denken und kann Migräneanfälle verursachen[78]. Die Wissenschaftler sprechen heute von der Darm-Hirn Achse („Gut-Brain Axis“).

Die Reize aus dem Magen-Darmtrakt gehen über Verbindungen des vegetativen Nervensystems zum Nucleus tractus solitarius (TNS) im Hirnstamm. Dieser wiederum ist direkt verbunden mit dem Nucleus caudatus des Trigeminus (TNC). Auf diesem Weg gelangen Reize aus einem kranken Milieu im Magen-Darmtrakt zum Gehirn und erzeugen Entzündungserscheinungen im Gehirn und besonders im Trigeminus-Ganglion. Zudem erreichen Entzündungsstoffe aus dem Darm über die Blut-Hirnschranke das Gehirn, was Migräneattacken begünstigt[79,80].

Bei Säuglingen mit Koliken ist bereits eine gestörte Darmflora vorhanden. Bei ihnen ist das Risiko für Migräne im späteren Leben erhöht[81]. Viele wissenschaftliche Arbeiten wiesen nach, dass Migränepatienten wesentlich häufiger als die Durchschnittsbevölkerung an Störungen im Magen-Darmtrakt leiden. Entzündungen des Magens mit Helicobacter-pylori-Bazillen, Bauchkrämpfe, erweiterter Magen mit verminderter Peristaltik, Glutenintoleranz, enterale Dysbiose (gestörte Darmflora) und Leber-Gallenkrankheiten sind bei Migränepatienten häufig.

Durch eine chronisch entzündliche Antwort des enteralen Immunsystems mit Vermehrung von Entzündungsmediatoren und vasoaktiven Mediatoren (auf die Gefässe einwirkende Substanzen) und Irritation des vegetativen Nervensystems wird heute die erhöhte Häufigkeit von Migräneanfällen erklärt[82,83,84,85,86].

Bei Migräne werden von der trigeminalen Innervation folgende Neuropeptide aktiviert: das Calcitonin Gene Related Peptid, das Pituitary Adenylate Cyclase Activating Polypeptid, die Substanz P, das Sympatomimetische Neuropeptid Y und das Parasympathomimetische Vasoaktive Intestinale Peptid. Diese Neuropeptide bewirken eine Entzündung im zentralen Nervensystem, bewirken Erweiterung und Undichtheit der Hirngefässe und irritieren das trigeminale System und bewirken Migräneanfälle[87,88,89].

Durch die Entzündungsmediatoren, die ins Gehirn gelangen, werden in den Hirnhäuten Mastzellen aktiviert, die Histamin freisetzen, was zu schmerzhafter Entzündung führt[90,91,92,93].

Bei der Migräne breitet sich die Irritation im Gehirn vom trigeminalen System weiter aus, besonders in das limbische System, das die Affekte, die Stimmung und die Wahrnehmung der Schmerzen beeinflusst, aber auch in die Brücke (Pons) und den Hypothalamus[94,95,96]. Die neurogene Entzündung der Migränepatienten zeigt sich oft in einer Überempfindlichkeit auf Chemikalien und Gerüche[97].

Schwermetallvergiftung und Migräne

Seit den letzten 100 Jahren wurde die Bevölkerung mit Quecksilber vergiftet, durch Zahnamalgame und den Konsum von Fischen, besonders Lachs, Thunfisch und Sardellen.

Hohe Quecksilberspiegel sind mit chronischen Kopfschmerzen assoziiert, ebenso Bleivergiftungen[98] .

Schlafmangel als Teilursache der Migräne

Die Schlafforschung unterscheidet REM-Schlafphasen (Rapid Eye Movement) und NON-REM Phasen, in denen die Augen sich nicht bewegen. In NON-REM-Phasen schlafen wir ganz tief und da gibt es kaum Träume. Alle Organe sind auf Ruhe und Erholung eingestellt. NON-REM Schlafphasen gibt es fast nur vor Mitternacht. In der zweiten Hälfte der Nacht kommt intensives Träumen auf. Die Augen bewegen sich und die Atmung ist schneller. Intensives Träumen dient der seelischen Verarbeitung all dessen, was wir erlebt haben.
Während des REM-Schlafs ist die Muskulatur, ausser des Zwerchfells und des Herzens, teilweise gelähmt, damit wir Träume nicht in Bewegung ausführen können, damit wir nicht Nachtwandeln.

Im Schlaf ist der Spiegel des Epiphysenhormons Melatonin erhöht, das nachts, im Dunkeln ausgeschüttet wird. Arbeiten oder wachen wir bei künstlichem Licht in die Nacht hinein, so kommt es zu Störungen der Melatoninausschüttung und zu Schlafstörungen. Migränepatienten leiden oft an Schlafstörungen und haben einen gestörten Melatoninspiegel[99,100].

Entscheidend für die Erholung und Beruhigung des vegetativen Nervensystems ist der NON-REM Schlaf. Schlafen wir überwiegend nach Mitternacht oder nehmen wir Medikamente zum Schlafen ein, so fehlen die NON-REM Schlafphasen. Dadurch geraten wir immer mehr in eine nervöse Erschöpfung hinein. Um dies zu verhindern benötigt man drei Stunden Vormitternachtsschlaf. Dagegen kann man ohne Weiteres schon um 5 Uhr morgens aufstehen um die abends liegen gelassene Arbeit nachzuholen.

Studien zu auslösenden Faktoren des Migräneanfalls

In einer grossen Befragung von 1200 Migränepatienten gaben ¾ der Patienten auslösende Faktoren (Triggers) für ihre Migräneanfälle an: Zu 79,7 % Stress, zu 65,1 % hormonelle Schwankungen bei Frauen, zu 57,3 % das Auslassen von Mahlzeiten, zu 53,2 % Wetterwechsel, zu 49,8 % Schlafstörungen, zu 43,7 % Parfums oder andere Gerüche, zu 38,4 % schmerzhafte Nackenverspannungen, zu 30,3 % Hitze, zu 26,9 % gewisse Nahrungsmittel, zu 22,1 % Sport, und zu 5,2 % sexuelle Aktivität[101]. Alkohol im Allgemeinen, Wein und ganz besonders Rotwein löst Migräneanfälle aus[102,103]. Bei Migränepatienten, die mindestens einmal pro Woche einen Anfall hatten, löste öfter Milch und weisser oder roter Wein den Anfall aus[104].

Die offizielle medikamentöse Therapie der Migräne

Die derzeit übliche medikamentöse Therapie behandelt nicht die Ursache der Migräne. Die einen Migränemedikamente wirken rein symptomatisch auf die Gefässe, mit dem Ziel, die Erweiterung und Blutstauung im Gehirn zu stoppen. Zusätzlich werden Schmerzmittel üblicher Art gegeben.

Die Akuttherapie des Migräneanfalls

Die Triptane
Diese Arzneien werden im akuten Migräneanfall eingesetzt, um diesen zu kupieren. Sie kamen in den 1990er-Jahren auf den Markt. Sie wirken alle in ihrer Primärwirkung verengend auf die Hirngefässe, entzündungshemmend und schmerzlindernd. Der Hirnbotenstoff Serotonin (5HT) hat solche Eigenschaften, jedoch zu wenig selektiv. Durch Veränderung des Serotoninmoleküls entstanden die Triptane mit selektiver Stimulation der Subtypen des Serotoninrezeptors 5-HT1b und 5-HT1D im Gehirn, was die Nebenwirkungen einschränkte. Dadurch verengen die Triptane während eines Migräneanfalls die Hirngefässe. Zudem hemmen sie die Ausschüttung von Entzündungsmediatoren aus den Nervenzellen (Neuronen) des Gehirns (Substanz P und Calcitonin Gene-Related Peptide (CGRP)). Zudem sollen sie die Ausbreitung von Schmerzreizen über die Hirnrinde hemmen. Zusätzlich stimulieren die meisten Triptane 5-HT1F-Rezeptoren, was die Freisetzung von Entzündungsmediatoren zusätzlich hemmt, ohne aber auf die Hirngefässe einzuwirken.

Für jedes der 7 Triptane ist nachgewiesen, dass sie bei mehr als der Hälfte der Migränepatienten im Anfall helfen. Die verschiedenen Triptane unterscheiden sich in ihrer Wirkungsdauer. Einige wirken schneller, anderen länger. Bei Triptanen mit längerer Wirkdauer geht es etwas länger, bis der Kopfschmerz wiederkehrt[105]. Zeigt ein bestimmtes Triptan keine Wirkung, so kann es sein, dass ein anderes wirkt[106]. Der Neurologe wird möglicherweise verschiedene ausprobieren wollen, um das bestwirksame zu finden und dasjenige, das am besten vertragen wird[107]. Triptane sind in verschiedenen Darreichungsformen erhältlich, als nadelfreie Injektoren, als Fertigspritzen, als Tabletten oder Schmerztabletten, als Nasenspray oder Zäpfchen.
Die Therapie mit Triptanen ist reine Symptombekämpfung. Sie geht nicht gegen die Ursachen der Migräne und kann diese nicht heilen. Triptane sind relativ gefährliche Medikamente. Sie haben viele Gegenanzeigen (Kontraindikationen):

Ischämische Herzerkrankungen, Myokardinfarkt in der Vorgeschichte, Prinzmetal-Angina/koronare Gefässspasmen (Angina Pectoris), unzureichend eingestellte Hypertonie, periphere Gefässerkrankungen und dürfen auch nicht verwendet werden von Patienten, die Symptome aufweisen, die auf eine ischämische Herzerkrankung hindeuten könnten.
Sie dürfen auf keinen Fall angewendet werden von Patienten mit Apoplexie (CVA) oder transitorischen ischämischen Attacken (TIA) in der Vorgeschichte.
Triptane dürfen nicht gleichzeitig mit Er-

gotaminpräparaten verabreicht werden, auch nicht bei Patienten mit Niereninsuffizienz und schwerer Leberinsuffizienz. Sie dürfen nur bei klar diagnostizierter Migräne eingesetzt werden und eingeschränkt bei „Cluster-Headache".

Vor der Behandlung müssen potentiell ernsthafte neurologische Erkrankungen, wie zum Beispiel eine Hirnembolie oder ein Hirninfarkt ausgeschlossen werden. Grosse Vorsicht ist auch geboten, wenn in der Vorgeschichte Krampfanfälle oder andere Risikofaktoren, welche die Krampfschwelle herabsetzen, vorhanden sind. Nach der Einnahme eines Triptans können vorübergehend Schmerzen und Engegefühl in der Brust auftreten. Diese Symptome können manchmal heftig sein und auch in den Hals ausstrahlen.

Weisen Symptome auf eine ischämische Herzkrankheit hin, muss vor jeder weiteren Einnahme eines Triptans eine entsprechende kardiologische Untersuchung durchgeführt werden. Dies gilt ganz besonders für Frauen nach der Abänderung (Menopause), für Männer über 40 Jahre und für Patienten mit Risikofaktoren für eine koronare Herzkrankheit. Trotz dieser Untersuchungen kann nicht jeder Patient mit einer Herzkrankheit erfasst werden. In sehr seltenen Fällen sind bei Patienten ohne vorbestehende kardiovaskuläre Erkrankungen durch Triptan ausgelöste Herzinfarkte aufgetreten. Auch bei Patienten mit behandeltem Bluthochdruck ist grösste Vorsicht geboten, da Triptane den Blutdruck vorübergehend erhöhen. Auch bei Patienten, die mit Betablockern behandelt sind, sind Spasmen der Herzkranzgefässe möglich.

Menschen, die Antidepressiva einnehmen, müssen mit Triptanen sehr vorsichtig sein. Antidepressiva erhöhen den Serotoninspiegel, entsprechend der Wirkung des Triptans. Bei gleichzeitiger Einnahme eines Triptans und eines Antidepressivums kann selten ein gefährliches „Serotoninerges Syndrom" entstehen, durch zu hohen Serotoninspiegel. Dieses kann lebensgefährlich sein und äussert sich durch Zittern, Muskelkrämpfe, Unruhe, Angst, Halluzinationen, Reizbarkeit bis zum Delirium und Bewusstlosigkeit, Herzrasen, Hyperthermie, Übelkeit, Erbrechen und Durchfall.

Krankheiten mit gestörtem Stoffwechsel, wie z.B. einer eingeschränkten Leberfunktion, können den Metabolismus des Triptans oder dessen Ausscheidung deutlich beeinflussen. Der Arzt wird die Dosis reduzieren. Patienten, die auf Sulfonamide allergisch reagieren, riskieren auch auf Triptane ebenfalls allergische Reaktionen, die gefährlich sein können.

Die Wirkung der Triptane ist nicht so selektiv, wie die Pharmakologie dies gewünscht hat. Dies erklärt ihr hohes Potential an Nebenwirkungen: Häufig sind Schwindel, Benommenheit, Empfindungsstörungen (Parästhesie und Hypästhesie). Nach der Einnahme entsteht meist eine Gesichtsrötung (Flush) mit gleichzeitigem Blutdruckanstieg. Oft kommt es zu Atemnot (Dyspnoe) oder zu Übelkeit und Erbrechen, wobei man nicht weiss, ob es vom Triptan oder vom Migräneanfall herrührt. Häufig bewirken Triptane ein manchmal intensives Schweregefühl in verschiedenen Körperteilen, auch in der Brust oder im Hals, das dann meist, aber nicht immer, wieder verschwindet. Häufig erzeugen Triptane Schmerzen, Hitze-, Kälte-, Druck- oder ein Engegefühl, Schwäche und Müdigkeit. Da Triptane die Leber angreifen können, muss Ihr Arzt die Leberenzyme überwachen.

Sehr selten kann es zu Krampfanfällen kommen, auch wenn vorher keine Disposition hierfür bestand oder zu Sehstörungen, wie Flimmern, Doppeltsehen, Sehschwäche oder auch zu einer *Erblindung*, die sich nicht ganz immer erholt. Selten entsteht eine bleibende Schädigung der Sehnerven (Optikusatrophie).

Auch kam es selten zu einer starken Verlangsamung des Herzrhythmus (Bradykardie) oder Herzrasen (Tachykardie), zu Herzklopfen, Herzrhythmusstörungen oder zu Angina pectoris durch Spasmen der Herzkranzgefässe, bis hin zum Herzinfarkt. Auch ein Blutdruckabfall kommt selten vor oder eine Dickdarmentzündung durch Gefässspasmen der Darmarterien.

Bei häufiger Verwendung von Triptanen besteht die Gefahr eines „Medikamentenkopfschmerzes", so dass die Kopfschmerzen immer häufiger und schlimmer werden. Bei jeder allopathischen Arznei gibt es eine Primärwirkung, nämlich diejenige, welche gewünscht wurde und danach eine Sekundärwirkung durch den Entzug, das heisst die Gegenreaktion des Organismus gegen die Arznei. Dies kann bewirken, dass die Migränekopfschmerzen häufiger und stärker wiederkehren. Dann muss die Triptantherapie sofort abgesetzt werden.

Die Mutterkornalkaloide Ergotamin wird seit über 100 Jahren in der Akuttherapie der Migräne eingesetzt, ist jedoch durch die Triptane weitgehend abgelöst worden. Noch werden sie eingesetzt, wenn die Triptane nicht vertragen werden. Ihre Wirkung wird ebenfalls über eine Stimulation des Serotoninrezeptors 5-HATIB/1D erklärt. Sie wirken schwächer als die Triptane[108]. Sie gelten heute als Mittel der zweiten Wahl, da sie schwächer wirken und ihr Spektrum an Nebenwirkungen ebenfalls gross ist. Sie werden eingesetzt, wenn die Migräneanfälle besonders lang dauern oder sie sich beim Patienten früher bewährt hatten.

Wegen desselben Wirkungsprinzips, ist nicht erstaunlich, dass Mutterkornalkaloide ähnliche Nebenwirkungen haben wie die Triptane. Zu den häufigsten unter Dihydergotamin beobachteten Nebenwirkungen gehören Unruhe, Übelkeit und Kopfschmerz. Ferner Angina Pectoris und periphere Durchblutungsstörungen. Aufgrund schwerer und potenziell tödlicher Nebenwirkungen wie Fibrose (Vernarbung) in verschiedenen Organen und Geweben und Ergotismus (Veitstanz durch Vergiftung mit Ergotamin) untersagte das Deutsche Bundesinstitut für Arzneimittel und Medizinprodukte (BfArM) im Januar 2014 auf Grund eines europäischen Beschlusses den Einsatz der Ergotamine zur Prophylaxe bei Migränekopfschmerzen, bei orthostatischer Hypotonie (zu tiefer Blutdruck) und als symptomatische Behandlung bei venös-lymphatischer Insuffizienz[109]. Ergotamine dürfen nicht gleichzeitig wie Triptane verwendet werden.

Antiemetika
Diese richten sich gegen die Übelkeit und werden oft mit klassischen Schmerzmitteln und mit einem Triptan kombiniert. Metaclopropamid oder Domperidon werden als Prokinetika bezeichnet, denn sie sollen die Peristaltik des Magens anregen und so das Erbrechen vermindern. Dass Metaclopropamid in diesem Sinne wirkt, ist besser belegt, als für Domperidon[110].

Antiepileptika
Für Valproinsäure, ein Mittel gegen epileptische Anfälle, wurde ebenfalls eine Wirkung bei akuten Migräneanfällen nachgewiesen. Doch wurde es bisher nicht zugelassen. Valproat hat ein grosses Potential an zum Teil sehr gefährlichen Nebenwirkungen.

Kortikoide
Eine direkte Wirkung auf den Migräneanfall konnte nicht nachgewiesen werden. Dexamethason soll die Wirksamkeit der Triptane etwas erhöhen und die Häufigkeit der Anfälle leicht reduzieren[111,112]. Dabei wird das Glukokorikoid (landläufig als Cortison bekannt) als Dauertherapie und das Triptan im Anfall gegeben. Glu-

kokortikoide habe bedeutende Nebenwirkungen, wie Gewichtszunahme, Diabetes mellitus, Infektanfälligkeit u.a.

Opium Alkaloide und andere Schmerzmittel

Diese in der allgemeinen Schmerztherapie angewendeten Opiumderivate zeigen im Migräneanfall wenig Wirkung. Eine Kombination aus Tramadol und Paracetamol erwies sich in einer klinischen Studie als wirksam im Migräneanfall[113]. Doch wird diese Therapie nicht empfohlen, da die Opiate die Übelkeit und das Erbrechen verstärken und die Gefahr eines medikamenteninduzierten Kopfschmerzes erhöhen.

Die offizielle medikamentöse Intervalltherapie

Erleidet ein Patient mehr als dreimal pro Monat einen Migräneanfall oder dauern die Anfälle drei oder mehr Tage, so empfehlen die offiziellen Richtlinien eine medikamentöse „Migräneprophylaxe".

Betablocker

Diese gegen Bluthochdruck entwickelten Medikamente greifen im Gehirn an den β-Adrenorezeptoren an und hemmen bei Erregung die Wirkung des Adrenalins aus der Nebenniere und damit die Herzaktivität. Sie gelten als Medikamente der ersten Wahl für die Intervalltherapie der Migräne. Eine Wirksamkeit wurde für Propranolol, Bisoprolol, Atenolol und Timolol nachgewiesen[114].

Calciumantagonisten

Diese Medikamente hemmen den Calciumeinstrom in allen Muskelzellen bei deren Kontraktion. Für den Calciumantagonisten Flunarizin ist eine Wirkung als Intervalltherapie gut belegt[115,116]. Die Calciumantagonisten werden sonst zur Blutdrucksenkung eingesetzt.

Flunarizin hat ein grosses Spektrum an Nebenwirkungen. Häufig: Myalgie (Muskelschmerzen), Muskelkrämpfe oder Zuckungen, Schnupfen, Gewichtszunahme, Depressionen, Schlafstörungen, Abgeschlagenheit, Müdigkeit, Apathie, Schläfrigkeit tagsüber, gelegentlich: Parästhesien (Empfindungsstörungen in der Haut), Koordinationsstörungen, Desorientiertheit, Lethargie, Ruhelosigkeit, Brustschmerzen, unregelmässige Menstruation, Schwerfälligkeit, Tinnitus, Torticollis, Herzklopfen Oberbauchschmerzen, Verstopfung, Mundtrockenheit, übermässiges Schwitzen u.v.a.

Antiepileptika

Viele dieser Medikamente gegen Epilepsie vermindern die Häufigkeit der Migräneanfälle, was die Verwandtschaft der beiden Krankheiten zeigt. Am besten ist die Wirkung von Valproinsäure und Topiramat nachgewiesen. Sie kommen zur Wahl, wenn Betablocker nicht verwendet werden können. Gabapentin gilt als Mittel der dritten Wahl.

Auch die Antiepileptika haben viele Nebenwirkungen. Eine Behandlung mit Valproat ist ein grosser, relativ gefährlicher Eingriff. Häufig erzeugt es Übelkeit bis zum Erbrechen, schädigt es die Blutzellbildung, kann zu Ertaubung führen, Haarausfall, Erbrechen, Wucherung des Zahnfleisches (Gingivahyperplasie), Bauchschmerzen, Durchfall, besonders am Anfang, kann die Leber schädigen, die Blutgerinnung stören, Osteoporose erzeugen, Doppeltsehen bewirken, Bewusstseinsstörungen und Inkontinenz. Es kann die Nieren schädigen bis zum Nierenversagen und gelegentlich eine gefährliche autoallergische Gefässentzündung (Vaskulitis) verursachen.

Monoklonale Antikörper

Diese auch als Immunsuppressiva eingesetzten Medikamente hemmen das Calcitonin Gen-Related Peptide (CGRP), welches an der Erweiterung der Blutgefässe beteiligt ist. Mehrere solche Substanzen sind noch in der Entwicklung. Sie haben alle ein hohes, teils gefährliches Nebenwirkungspotential.

Antidepressiva
Oft wird Amitriptylin als Migräneprophylaxe verschrieben, für welches eine gewisse Wirkung nachgewiesen wurde.

Naproxen
Diesem Schmerzmittel wird eine gewisse Wirkung zur Intervalltheapie der Anfälle zugeschrieben.

Weitere Medikamente dritter Wahl
Die Palette reicht von Lisinopril, Vandesartan, Botulinustoxin, Lanepinat, Methysergid bis zu Pinozifen und beleuchtet eindrücklich die Ohnmacht der pharmakologischen Symptomtherapien bei der Migräne.

Pflanzliche Mittel zur Intervalltherapie
Eine gewisse Wirkung wurde in klinischen Studien für die Pestwurz nachgewiesen[117,118].

Nahrungsergänzungsmittel, Magnesium:
Die Wirkungen von Coenzym Q 10, hochdosiertem Magnesium (250 mg) und Riboflavin (400 mg) sind ungenügend nachgewiesen.

Die medikamentöse Therapie des Migräneanfalls im Kindesalter

Als erste Wahl bei Kindern gilt Ibuprofen und Paracetamol, wenn nötig wegen des Erbrechens ergänzt durch Domperidon. Triptane sind unter 12 Jahren nicht zugelassen. Das Kind soll in Ruhe und im verdunkelten Raum begleitet werden. Kühlen des Kopfes und Einreibungen mit Pfefferminzöl sind hilfreich. Im Intervall wird Kindern oft Flunarizin verschrieben.

Die medikamentöse Therapie des Migräneanfalls in der Schwangerschaft

Triptane sind in der Schwangerschaft nicht zugelassen, wegen ihrer möglichen schädigenden Wirkung auf den Fetus. Auch die Mutterkornalkaloide können das Kind schwer schädigen. Im ersten Drittel der Schwangerschaft gilt nur Paracetamol als verträglich, wegen der Gefahr von Fehlbildungen beim Kinde. Im mittleren Drittel der Schwangerschaft gelten Acetylsalicylsäure, Ibuprofen oder Naproxen als möglich. Auf Intervallbehandlung wird möglichst verzichtet, allenfalls gilt nur der Betablocker Metoprolol vertretbar. Empfohlen werden Entspannungsübungen, Akupunktur und Biofeedback[119].

Die homöopathische Therapie des Migräneanfalls

Homöopathische Hochpotenzen sind Arzneien, deren Wirkung nicht materiell erklärbar ist.
Durch schrittweise Verdünnung und mechanische Verschüttelung wird die Urtinktur der Arznei so weit aufbereitet, dass keine chemische Substanz, sondern nur noch die Information der Urtinktur vorhanden ist. Damit ist die Homöopathie eine reine pharmakologische Informationstherapie. Nur auf Dipolmoleküle wie Wasser, Alkohol oder Zucker lässt sich die Information laden. Die Wirkung homöopathischer Arzneien ist in Arzneimittelprüfungen an gesunden Menschen und nicht wie in der allopathischen Pharmakologie an Tieren erforscht worden. Die Probanden erhalten die Arznei, ohne um deren Natur zu wissen und protokollieren in den nächsten Wochen alle Beobachtungen körperlicher und seelischer Art. Alles was die Probanden notiert haben, wird ausgewertet und zwar so, dass diejenigen Beobachtungen, Symptome, Gefühle, Empfindungen, Träume, welche von der

Mehrzahl der Probanden notiert wurden, das Profil der Wirkung der Arznei ergibt (Arzneimittelbild). Symptome, welche bei sehr vielen auftraten, erhalten eine höhere Wertigkeit. Symptome, welche in den künftigen Jahren mit dieser Arznei bei vielen Patienten geheilt worden sind, erhalten eine dritte Wertigkeit, da nun die Wirkung bewiesen ist.

Kritiker der Homöopathie vertreten die Meinung, durch die hohe Verdünnung könne ja nur noch eine Placebowirkung vorhanden sein. Das Wesen jeder Placebowirkung ist aber, dass sich die Wirkung des Placebos rasch verliert, wenn man die Arznei mehrmals wiederholt.
Inzwischen gibt es viele wissenschaftliche Studien, welche die Wirkung der Homöopathie bewiesen haben. Es gibt aber auch Studien, die keine Wirkung nachgewiesen haben, welche über die Placebowirkung hinausging. Dies liegt einerseits daran, dass immer dasselbe Mittel an eine Gruppe Probanden gegeben wurde, zu welchen die Arznei gar keinen Bezug hatte und andrerseits daran, dass mit viel zu tiefen Potenzen getestet wurde. Kritiker, welche darum bemüht sind, die Homöopathie zu widerlegen, machen solche Fehler. Die homöopathische Arzneiwirkung ist, nicht wie in der Allopathie, eben ganz spezifisch. Das heisst, dass die Wirkung bei einen Migräneanfall nur dann erwartet werden darf, wenn die Symptomatik des Patienten ganz genau derjenigen des Arzneibildes des homöpathischen Mittels entspricht.

Der Migräneanfall bedeutet ein unsägliches Leid für jeden Betroffenen. Das biologische System ist massiv durcheinandergeraten. Je stärker der kranke Zustand sich äussert, desto höher muss die Potenz der homöopathischen Arznei gewählt werden und je häufiger muss die Einnahme wiederholt werden. Die Information der Arznei muss stärker sein, als die gleichartige Information der Symptomatik. Nur dann kann eine löschende Wirkung durch die Arznei erwartet werden.

Das homöopathische Mittel für den Migräneanfall muss der in Homöopathie erfahrene Arzt ganz exakt auswählen. Die häufigste Arznei ist Atropa belladonna, eine ganz hohe Potenz, herausgearbeitet aus einer Urtinktur aus der Tollkirsche. Typisch ist ein stechender oder pulsierender Kopfschmerz mit Schweiss am Kopf und kalten Füssen, das heisst, ein Aufsteigen der Energie in den Kopf hinauf, mit Stauung und Hitze. Typisch ist auch die hohe Empfindlichkeit gegen Geräusche und gegen Licht. Atropa belladonna muss aber mindestens in der 100 000sten, wenn nicht in der Millionsten Potenz gewählt werden und alle 5 Minuten wiederholt werden. Oft treten Migräneanfälle kurz vor, oder zur Zeit der Menstruation auf. Dann wirkt Belladonna auch auf Gebärmutterkrämpfe, welche in derselben Weise empfunden werden. Es gibt sehr viele Arzneien, aus welchen der erfahrene Arzt, wenn er die Symptomatik genau erfasst hat, die richtige finden kann.

Durch die präzise Abstimmung der Information der Arznei auf die Information, welche während des Migräneanfalls im Organismus wütet, hat die Homöopathie keine Nebenwirkungen. Sie kann in jedem Monat der Schwangerschaft und bei Kindern jeden Alters angewendet werden. In der Hand des erfahrenen Arztes ist sie hoch wirksam gegen den Migräneanfall. Doch geht auch sie nicht an die Ursachen. Diese müssen diätetisch und durch neue Lebensordnung behandelt werden.

Primär- und Sekundärwirkung

Die pharmakologische Erforschung der Medikamente richtet sich auf die Primärwirkung und versucht zu erreichen, dass das Medikament ohne Individualität bei jedem gleich wirkt. Jedes allopathische Medikament erzeugt also ein Primärwirkung. Danach reagiert das biologische System gegen diesen Eingriff mit einer kräftigen Gegenregulation, einer Sekundärwirkung. Nicht alle, aber viele Nebenwirkungen allopathischer Medikamente beruhen auf dem Phänomen der Sekundärwirkung, des Medikamentenentzugs.

Am Beispiel des Kaffees ist dies leicht verständlich. Die Neurone (Nervenzellen des Gehirns) haben Rezeptoren für Adenosin an ihren Dendriten, das heisst, an den Eingängen der Information in die Zelle. Zum Schutz gegen Überlastung und Erschöpfung erzeugen sie Adenosin, das diese Rezeptoren besetzt und den Eingang weiterer Information hemmt. Dadurch werden wir geistig müde und unkonzentriert. Das Coffein des Kaffees bindet an dieselben Rezeptoren wie Adenosin und verdrängt dieses. Dadurch werden wir für kürzere Zeit wieder wacher. Durch das Coffein des Kaffees, den wir trinken, sabotieren wir auf diese Weise den natürlichen Schutzvorgang des Gehirns, der sich gegen die Übermüdung und Überforderung des Gehirns richtet. Dies ist die Primärwirkung des „Medikamentes“ Coffein. Sie erhöht die Vigilanz (Wachheit), hellt die Stimmung auf, erhöht unsere Bereitschaft zur Aktivität durch Erhöhung des Sympathicotonus. Nach rund drei Stunden jedoch lässt die Primärwirkung nach und setzt die Sekundärwirkung, die Gegenregulation ein: Die Neurone, die nun noch mehr erschöpft sind, erzeugen noch mehr Adenosin, um sich zu schützen, welches das Coffein von ihren Rezeptoren verdrängt. Wir werden müde, die Konzentration lässt nach, so auch die geistige Aktivität und die Stimmung. Das verlangt nach einem weiteren Kaffee.

Koffein wird vielen Migränemedikamenten zugesetzt. Trinken wir regelmässig Kaffee oder nehmen wir solche Mittel ein, erzeugt dies als Sekundärwirkung (Drogenentzug) Kopfschmerzen. Der nächste Kaffee wird diese vorübergehend abschwächen, da er sich gegen die Sekundärwirkung, gegen die Reaktion des Organismus richtet. Die Primärwirkung ist kurz, die Sekundärwirkung dauert bis zu drei Wochen. Gar mancher Kopfschmerz verschwindet mit einer Kaffeepause von drei Wochen: ein Versuch, der sich lohnt. Trinkt man regelmässig Kaffee, so ist die geistige Leistungsfähigkeit nicht etwa erhöht, sondern deutlich vermindert.

Ganz wichtig ist es, auch bei den Triptanen die Sekundärwirkung zu beachten. Mehr oder weniger selektiv stimulieren sie die Subtypen des Serotoninrezeptors 5-HT1B und 5-HT1D im Gehirn, was die im Anfall erweiterten Hirnarterien enger stellt. Dies ist die Primärwirkung des Triptans. Sobald diese Primärwirkung nachlässt, setzt die Sekundärwirkung, die Gegenregulation des Organismus ein, welche die Hirnarterien erweitert. Darum erhöht die regelmässige Verwendung eines Triptans die Anfälligkeit für Migräne.

Die homöopathische Hochpotenz dagegen löscht bei sehr häufiger Einnahme auf informativem Weg die während des Migräneanfalls herrschende Fehlinformation. Darum erzeugt sie keine Sekundärwirkung und auch keine Nebenwirkungen.

Die Gate-Control-Theorie

Die schmerzlindernde Wirkung vieler Methoden und Medikamente wird heute nach der „Gate-Control Theorie" erklärt, die Ronald Melzak und Patrick David Wall 1965 entwickelt haben. Unter den sensiblen Nerven unterscheidet man dicke A-Fasern von dünnen C-Fasern. In der Substantia gelatinosa des Hinterhorns des Rückenmarks, wo alle sensiblen Nerven jedes Wirbelsegmentes ins Rückenmark einmünden, gibt es so genannte Schaltzellen. Die kontrollieren wie Torwächter, wie stark ein Schmerz ins Gehirn hinaufgeleitet werden soll. Durch die dünnen C-Fasern geht der starke Schmerzreiz zum Rückenmark. Die dicken A-Fasern wirken dagegen auf die Schaltzellen des „Schmerzeingangstores" und kontrollieren die Stärke der Weiterleitung zum Gehirn. Wenn man die A-Fasern reizt, so hemmt dies die Weiterleitung der Schmerzen ins Gehirn. Dadurch wird die Wahrnehmung des Schmerzes vermindert.

Durch die weitere Erforschung dieses Phänomens wurde diese Theorie verfeinert. Nach neuesten Kenntnissen wirken viele Nervenzellen von ausserhalb des Rückenmarks auf eine einzige Zellart im Hinterhorn ein, das WDR-Neuron (Wide Dynamic Range-Neuron).
In den sensiblen Nerven gibt es so genannte Aβ-Fasern. Diese unterdrücken die Weiterleitung des Schmerzes über das WDR-Neuron über die Überträgersubstanz Glutamat, so dass sie die Schmerzwahrnehmung abschwächen.

Zusätzlich gibt es in der grauen Substanz des Rückenmarks hemmende Nervenzellen. Werden diese gereizt, so schütten sie opiumartige Substanzen aus (so genannte endogene Opioidpeptide (Endorphine, Enkephaline, Dynorphine). Diese hemmen über so genannte μ-Rezeptoren die Weiterleitung des Schmerzreizes auf die WDR-Nervenzelle, so dass die Schmerzwahrnehmung deutlich abgeschwächt wird.

Eine weitere Hemmung der Schmerzwahrnehmung geschieht über Nervenfasern, welche aus dem verlängerten Rückenmark (Formatio reticularis) durch die Übertragungssubstanz (Neurotransmitter) Serotonin auf das WDR-Neuron hemmend einwirken.

Man sieht daraus, wie komplex die Steuerung der Schmerzwahrnehmung gestaltet ist und wie stark die hemmenden Einflüsse sein müssen, damit wir nicht immer Schmerzen empfinden.

Die Opiate
Heute erklärt man die starke, schmerzhemmende Wirkung der Opium Alkaloide mit dieser Gate-Control-Theory.

Die schmerzlindernde Wirkung folgender Methoden wird heute ebenfalls mit der Gate-Control Theorie erklärt:

Die Akupunktur

In einer Vielzahl wissenschaftlicher Studien wurde nachgewiesen, dass die Akupunktur zur Intervalltherapie der Migräne zwischen den Anfällen mindestens so wirksam ist, wie die medikamentöse Therapie, wobei die korrekte Nadelung merkwürdig wenig Einfluss hatte auf die Wirkung[120,121]. Dies erklärt man sich mit der Gate-Control Theorie.

Die Akupunktur wird heute zur Migräneprophylaxe allgemein empfohlen.

Die transkutane elektrische Nervenstiumulation (TENS)

Die TENS ist eine elektromedizinische Reizstromtherapie durch Wechselstrom mit mono- oder biphasischen Rechteckimpulsen niedriger Frequenz von 2–4 Hz oder aber hoher Frequenz von 80–100 Hz. Sie kann Schmerzen lindern. Sie wurde in den 1970er-Jahren entwickelt. Über Elektroden, die in der Nähe des Schmerzortes aufgesetzt sind, werden die elektrischen Impulse auf die Hautoberfläche übertragen. Dieser Stromreiz ist nicht schmerzhaft. Er wird höchstens durch ein feines Kribbeln wahrgenommen. Die Wirkung dieses elektrischen Reizes zur Linderung des Migränekopfschmerzes erklärt man sich mit der Gate-Control Theorie.

Die progressive Muskelentspannung nach Jacobson

Durch die willentliche und bewusste An- und Entspannung bestimmter Muskelgruppen kann ein Zustand tiefer Entspannung des ganzen Körpers erreicht werden. Dabei werden nacheinander die einzelnen Muskelpartien in einer bestimmten Reihenfolge zunächst angespannt, die Muskelspannung wird kurze Zeit gehalten, und anschliessend wird die Spannung gelöst. Man nutzt die neurogene Entspannung, die bei jedem Loslassen isometrischer Anspannung entsteht (postisometrische Relaxationsphase). Die Konzentration der Person richtet sich auf den Wechsel zwischen Anspannung und Entspannung und auf die Empfindungen, die mit diesen damit einher gehen. Ziel ist eine tiefe Entspannung und bewusstere Wahrnehmung des Körpers. Diese Methode hat sich bei Migränepatienten bewährt.

Die Bindegewebsmassage

Sie wird auch *subkutane Reflextherapie* (SRT) genannt und wurde 1929 von Elisabeth Dicke begründet. Sie basiert auf den naturwissenschaftlichen Erkenntnissen der Headschen Zonen, der Reflexzonen auf der Haut, die durch cutiviszerale Reflexe mit den inneren Organen verschaltet sind. Man unterscheidet eine Haut-, Unterhaut und Faszientechnik zur Behandlung der Bindegewebszonen. Über den cuti-viszeralen Reflexbogen wird dabei eine reflektorische Reaktion auf innere Organe, den Bewegungsapparat und die Haut ausgelöst.

Für Migränepatienten ist die Bindegewebsmassage des Nackens und der Stirn, entlang den Austrittspunkten der Nerven, um die Augen von grosser Hilfe, besonders in der Heilungsphase der Migräne, wo keine Triptane, Mutterkornalkaloide und andere Schmerzmittel eingesetzt werden dürfen. Für die Bindegewebsmassage des Nackens wurde eine deutliche Wirkung gegen Migräneanfälle nachgewiesen[122].

Das autogene Training

Dies ist ein Entspannungsverfahren, das auf Autosuggestion basiert. Es wurde vom Berliner Psychiater Heinrich Johannes Schultz aus der Hypnose entwickelt. Heute ist das autogene Training eine weit verbreitete und – beispielsweise in Deutschland und Österreich gesetzlich anerkannte – Psychotherapiemethode. Schultz nannte sein Verfahren „konzentrative Selbstentspannung“, und diese Entspannung der Muskulatur war die Grundlage seiner Psychotherapiemethode. Die Ruhe entsteht durch die Muskelentspannung und die dem Gehirn in dieser Form mitgeteilte Meldung: „In der Peripherie herrscht Ruhe". Die Entspannung wird nicht durch einen Therapeuten erzeugt, sondern der Patient lernt, sich selbst, tief von innen her zu entspannen. Autogenes Training ist für Migränepatienten eine sehr wertvolle Methode.

Die Neuraltherapie nach Huneke

Die Neuraltherapie ist eine ärztliche Kunst, die dazu angetan ist, den Organismus durch Injektionen mit dem Lokalanästhetikum Procain umzustimmen. Sie wurde primär von genialen praktizierenden Ärzten entwickelt, weshalb sie sich nur mit Mühe in den Universitäten etabliert. Erst seit kurzem gibt es mehrere Lehrstühle für Neuraltherapie. Procain hat eine regenerierende Wirkung auf Zellgewebe, in die es injiziert wird. Vernarbungen, Entzündungsherde werden zu Störfeldern, da sie mit dem energetisch-informativen Fluss der Regulationsströme des Organismus nicht mithalten können. Die Zellen von solchen Störfeldern leiden unter dauerndem Stress. Sie können sich nicht regenerieren und beeinflussen sich gegenseitig negativ. Zellen solcher Störfelder wirken wie Störsender. Sie stören den Fluss und die Klarheit biologischer Information im ganzen Organismus empfindlich und können ferngelegene Symptome und Schmerzen erzeugen.
Eine mehrmalige Injektion in ein Störfeld kann dieses sehr oft vollständig beseitigen, so dass die ferngelegenen Symptome verschwinden. Störfelder von Zahnwurzelabszessen allerdings müssen zahnärztlich saniert werden. Besonders bei Kindern und Jugendlichen haben wir manche Migräne durch die neuraltherapeutische Behandlung einer Narbe an der Stirn oder Kopfhaut verschwinden gesehen.

Die Neuraltherapie ist die wirksamste Methode, wenn es darum geht, Nackenschmerzen und Spannungskopfschmerzen (Cervicocephales Syndrom) zu heilen. Die obersten Halswirbelsegmente erzeugen oft Schwindel, bis hin zum Menière-Syndrom. Am wirksamsten ist die Behandlung der ganzen Halswirbelsäule, wobei man den Atlas über Reflexzonen am Nacken erreicht. Verspannungen der tiefen, der Willkür nicht zugänglichen Nackenmuskulatur verstellen den Atlas in seiner Lage, was sich auf die ganze Halswirbelsäule negativ auswirkt. Von der oberen Halswirbelsäule aus gehen sensible Nerven (Afferenzen) zum Labyrinth (Gleichgewichtsorgan), so dass von dort aus Schwindel entsteht (cervicaler Schwindel), nicht selten auch während eines Migräneanfalls.

Das vegetative Nervensystem des Oberkörpers und des Kopfs ist über mehrere Nervenganglien im Nervus sympathicus reguliert. Dies sind eine Art Gehirne, welche die autonomen, unserer Willkür nicht zugänglichen Funktionen steuern. Das sternförmig aussehende Ganglion stellatum liegt im Halsbereich und ist für die Neuraltherapie zugänglich. Bei der Migräne sind die vegetativen Regulationen ausser Kontrolle geraten. Die Injektion von Procain an dieses Ganglion oder an das Ganglion sphenopalatium, das zum Trigeminussystem gehört, kann eine sehr wirksame Umstellung bewirken, ähnlich wie das neu Aufstarten eines Computers ein in Unordnung geratenes Programm in Ordnung bringen kann.

Für die Heilung der Migräne ist aber die Ordnungstherapie, die Diätetik und Lebensordnung entscheidend. Unterstützend können Procainbaseninfusionen von grosser Hilfe sein.

Die non-invasive Nervus Vagus Stimulation

Die Stimulation des Nervus Vagus wird im Intervall der Migräneanfälle von Neurologen durchgeführt und zeigt eine moderate symptomatische Wirkung[123,124,125].

Die Ordnungstherapie zur Verhütung und Heilung der Migräne

Die diätetische Therapie

Erst in letzter Zeit wurden immer mehr wissenschaftliche Studien zur diätetischen Therapie der Migräne durchgeführt. 43 Migränepatienten erhielten eine pflanzenbasierte fettarme Diät[126]. Dabei fiel die Häufigkeit der Migräneanfälle in der Diätgruppe von durchschnittlich 2,3 pro Woche auf 0,3 pro Woche ab[127]. In einer vergleichenden Untersuchung hatten Frauen mit häufigen Migräneanfällen eine wesentlich ungesündere Ernährung, mit Fehlen von naturbelassenen Nahrungsmitteln, als die Kontrollgruppe[128,129,130]. Fettarme Diät reduziert die Häufigkeit und den Schweregrad der Migräneanfälle deutlich[131]. Auch bei Kindern und jugendlichen Migränepatienten war eine Verbesserung der Diät wirksam[132]. In einer Crossover Studie zeigte eine vegane fettarme Diät, dass die Intensität des Kopfschmerzes in einer Skala von 0 bis 10 beurteilt von anfangs durchschnittlich 4,2 auf 0,2 zurückging und die Häufigkeit der Anfälle von durchschnittlich 2,3 auf 0,3 pro Woche reduziert wurde[133]. Eine Diät mit Nahrungsmitteln mit tiefem glykämischem Index erleichterte die Migräne[134]. Eine Zugabe der Vitamine B1, B6, B12, C, E, Folsäure bewirkte eine leichte Reduktion der Migräneanfälle bei Patientinnen mit Aura und periodenabhängiger Migräne[135]. Eine fettarme Diät mit hohem Gehalt an Omega-3 Fettsäuren und reduziertem Gehalt an Omega-6 Fettsäure reduzierte die Häufigkeit der Migräneanfälle. Glutamat, Aspartam und Sucralose provozieren Migräneanfälle sehr stark[136]. Eine Zugabe von Omega-3 fettsäurehaltigem Pflanzenöl und Curcuma reduzierte Migräneanfälle[137].

Diese einzelnen diätetischen Änderungen bestätigen den Einfluss der Ernährung auf die Migräne. Zu deren Heilung ist aber eine umfassende diätetische Umstellung auf eine vegetabile Frischkost mit hohem Rohkostanteil notwendig, wie sie in diesem Buch beschrieben ist.

Eine wirksame Migränebehandlung beginnt mit der Erkenntnis der grundlegenden Bedeutung der Ernährung als Ursache der Krankheit. Eine vegetabile Vollwertkost mit hohem Anteil an vegetabiler Frischkost (Rohkost) wirkt entzündungshemmend, entgiftend, entlastend, ausschwemmend, resistenzsteigernd und regenerierend. Sie stabilisiert das vegetative System, das besonders sensibel ist auf Störungen im Säure-Basen Gleichgewicht und reagiert als Erstes auf Herdinfektionen, Vergiftungen oder Folgen von Erschöpfung. Eine hochwertige, harmonische und in ihren natürlichen Korrelationen belassene Kost entlastet die Leber, aktiviert die Galle und die Verdauungssekretion im Allgemeinen, wirkt Fäulnis und Gärung im Darm entgegen und regeneriert das Milieu im Darm und das intestinale Mikrobiom (Darmflora), korrigiert die Peristaltik und erzeugt normale, gesunde Entleerungen.
Die allgemein übliche Migränetherapie hat keinerlei Wirkung auf die Ursache der Migräneanfälle. Sie wirkt rein symptomatisch und kann die Migräne nicht heilen. Hinzu kommen teils gefährliche Nebenwirkungen und Entzugserscheinungen der Medikamente.

So wie auch in anderen Belangen oft in der Einfachheit die echte Grösse und Kraft liegt, so hat auch hier etwas so Einfaches wie die schlichte, lebensfrische vegetabile Rohkost die Schlüsselposition zur Heilung der Migräne inne. Sie besitzt die Fähigkeit zur Regeneration des Darmes und der Leberfunktionen. In einer eigenartigen Aufwallung des Instinkts greift der Migränekranke in der Not des Anfalles nach frischen Gemüse- und Fruchtsäften, frischer natürlicher Gemüsebrühe und Kräutertees, nach Mineralwasser, nach mildem, einfachem Geschmack und lehnt Verkünsteltes, Konzentriertes, Einseitiges und schwer Verdauliches ab: so auch Reizmittel, Fett und starke Gewürze. Er reduziert die Nahrungsmenge auf ein Minimum, während Leber-, Galle, Blut und Gewebe sich entlasten. Nur ein Verlangen dominiert: Ruhe während des inneren Kampfes – kein grelles Licht, keine Unterhaltung, keine lauten Töne, keine Nahrungsaufnahme in der vorher üblichen Art.

Die wunderbare Gabe des Instinkts, die sich in diesem Falle so äussert, verlässt ihn nach dem Anfall leider in der Regel wieder, so wie sie dem „zivilisierten" Menschen überhaupt abhandengekommen ist. Wenn der Migräneanfall vor seinem Ausbruch (mit Medikamenten) unterdrückt wird, bleibt auch diese instinktgesteuerte kurze Erholung aus.

Neben der Umstellung der Ernährung sind am Anfang oft auch pflegerische Massnahmen und klinische Betreuung notwendig, um die Entgiftung zu beschleunigen und die Leber zu schützen: Leberdrainage mit Zwölffingerdarmsonde, eventuelle Kräutereinläufe und vorübergehend Vitamin- und Mineralstoffgaben, Infusionsbehandlungen, alles Dinge, welche den Weg der ursächlichen Heilbehandlung unterstützen.

Ergeben die Untersuchungsbefunde, dass bakteriell-infektiöse Ursachen im Vordergrund stehen, so kann nach der Entfernung der Infektherde auch eine Immunisationsbehandlung von Hilfe sein. Ein typisches Beispiel hierfür sind Patienten, die eine Tuberkulose oder Skrophulose, eine Gelbsucht oder Gallenblasenerkrankung durchgemacht haben und nach Mastkuren migränekrank geworden sind.

Für die erste Umstimmung der Ernährungs- und Lebensgewohnheiten werden Ferien oder ruhigere Arbeitszeiten benutzt. Man beginnt mit reiner Frischsaft-Mandelmilchdiät unter ärztlicher Kontrolle, gibt 2 Kamilleneinläufe (1 Liter). Im Anschluss daran vegetabile Frischkost (Rohkost) zu 80–90 % mit 10–15 % kleinen Zulagen von gekochter Nahrung, bestehend aus Pellkartoffeln und wenn Weizen vertragen wird etwas Vollkornbrot für weitere 2–3 Wochen. Nach dieser Zeit muss als Dauernahrung eine Kost mit 70 % vegetabile Rohkost am Beginn der Mahlzeiten, ergänzt durch Frischsäfte und Mandelmilch und Zugabe von 3 Esslöffeln frischem, kalt gepresstem Leinöl gegeben werden. Kaffee, Schwarztee, alkoholische Getränke, Nikotin, Zuckerwaren, Schokolade, fettreiche, gebratene oder gebackene Speisen müssen strikt gemieden werden. Patienten die nach Erfahrung und Austestung Milch vertragen, können wenig in angesäuerter Form erhalten (Buttermilch, Sauermilch, Bio-Joghurt).

Der Anfang der Umstimmung ist nicht leicht. Er muss erkämpft werden. Der Erfolg zeigt sich dann allmählich und in steigendem Ausmass. Es ist verständlich, dass am Anfang eher mehr Migräneattacken zu erwarten sind, bezweckt die Ernährungsumstellung doch genau das Gleiche wie der Migräneanfall selbst, nämlich die Ausschwemmung unerwünschter Stoffe, die allgemeine Entquellung der Gewebe, den Abfluss der Galle und das hat zur Folge, dass die Müdigkeit, das Schlafbedürfnis, die Schwere, die Unlustgefühle nur langsam schwinden. Sie tun es in dem

Masse, wie die Reinigung zum Ziele kommt und damit geht die echte Heilung einher.

Grosse Urinmengen und bessere Arbeit der Verdauungsorgane sind erste Zeichen des Erfolgs. Jeder kleine Fortschritt ist zugleich ein Sieg über sich selbst, eine Überwindung der menschlichen Schwäche.

Meist sind die ersten zwei Tage am schwersten. Es folgt dann eine grosse Müdigkeit, die 9 bis 12 Tage zu dauern pflegt und dann folgt eine erneute Migräne. Darauf folgt eine stabilere Verfassung. In der 2. bis 3. Woche pflegt eine neue kurze Krise einzutreten. Ist diese überwunden, so ist ein erstes Ziel erreicht. Rückfälle ereignen sich noch leicht, bei Wetterwechsel, kleinen Diätfehlern, Aufregungen, vor oder während der Menstruation. Erst nach 6 bis 12 Monaten kann frühestens eine Ausheilung erwartet werden. Dieses Ziel muss, wie alles Echte im Leben, mit Entschlossenheit erkämpft werden.

Dass gleichzeitig viele andere Gesundheitsstörungen und Plagen, womit man sich nebenbei herumschlug, von einem weichen, ist eine besondere Belohnung für so viel Tapferkeit. So kann es zum Beispiel geschehen, dass man nun auch Rheuma, Krampfadern, Gelenkschmerzen, Verstopfung, Hautausschläge, Heuschnupfen, Dauermüdigkeit u.a.m. losgeworden ist, dass man ein neues seelisches Gleichgewicht erlangt, dass einem im Beruf bessere Ideen einfallen, dass eine bessere Zusammenarbeit gelingt und dass man für die Kinder mehr Verständnis und Geduld findet.

Zeitordnung, Bewegung, Ruhe, Wasseranwendungen

Auch eine geordnete Zeitordnung muss eingehalten werden: spätes zu Bett gehen ist zu vermeiden. Wenn immer möglich, halte man sich an die Naturschlafzeiten, indem man abends nach einem längeren Marsch bald nach 19 Uhr zu Bett geht. Wenn es so früh nicht geht, dann spätestens 20 Uhr. Morgens stehe man auf, sobald man erwacht, auch wenn es noch früh ist. Man gehe sogleich ins Freie für einen Morgenspaziergang, auch wenn noch im Morgengrauen. Auch tagsüber sind häufige kleine Wanderungen bis zur Erwärmung nötig. Migränepatienten neigen zum Frieren. Besonders wertvoll ist die Anregung des Kreislaufs durch warme Dauerbrause, Wechselbrause oder Trockenbürsten am Morgen. Man vermeide aber einen Schock durch kaltes Wasser, denn der Migränepatient reagiert leicht mit Gefässspasmen. Aus der Bettwärme heraus sollen keine kalten Brausen oder Bäder appliziert werden, ohne vorherige gründliche Erwärmung durch Bewegung (Frühturnen, Morgengymnastik), eine warme Dusche oder ein warmes Bad. Bei Frieren tagsüber warmes Übergiessen der Nacken- und Rückenregion, abends aufsteigende Knie-Schenkelbäder mit anschliessend kaltem Guss, allenfalls Wadenwickel. Regelmässige Ruhezeiten. Keine Rosskuren. Die an sich wertvollen Sonnen-, Schlenz- und Saunabäder dürfen nur nach gründlicher ärztlicher Untersuchung und auch dann nur nach genauer Vorschrift genommen werden; denn wenn zum Beispiel Herdinfekte, Herzschäden und ähnliches bestehen, können diese durch unvorsichtige und übertriebene Anwendungen solcher Bäder aktiviert werden. Eine Migräne kann von solch einem falsch gewählten Behandlungsstress verstärkt werden. Es ist daher für den weiteren Erfolg überaus wichtig, dass solche Fragen abgeklärt sind.
Autogenes Training, Bindegewebsmassage, Atmungs-, Haltungs-, Lockerungs- und Wirbelsäulenübungen sind ebenso wichtig.

Medikamente während der Ursachentherapie

Es ist notwendig, sich während der diätetischen Therapie der Triptane, Ergotamine und anderen Schmerzmitteln zu enthalten, denn deren Anwendung behindert die natürliche Heilung und die Ausscheidung der Giftstoffe und Stoffwechselschlacken. Sie können den Erfolg vereiteln, ja die Migränekrankheit verschlimmern. Dagegen kann die Homöopathie in der Hand des erfahrenen Arztes, die Phytotherapie und Kräutertees, wie sie die Natur bietet von grosser Hilfe sein (siehe: Rezept- und Speisezettel, Kräutertees).

Die seelische Behandlung des Migränepatienten

Das Verständnis für die Persönlichkeit als Ganzes muss am Grunde jeder Migränebehandlung liegen, die „Sprache" der Migräne verstanden werden. Oft ist die Migräne und der Kopfschmerz als Krankheitssymptom in einer unbewusst zwanghaften Unterdrückung von Entwicklungsphasen und Wünschen begründet. Der Krampf der Gefässe ist dann Ausdruck einer seelischen Blockierung und Verspannung, einer „schmerzhaften" Gequältheit und Depression. Keine Heilung einer Krankheit ist möglich, ohne eine bedeutende Vertiefung des Bewusstseins, durch ein Gewahrwerden der Zusammenhänge. Eine Lösung von belastenden Bindungen, ein Berufs- oder Ortswechsel kann scheinbare Hilfe bringen; diese Hilfe ist jedoch nur von Bestand, wenn ihr tiefer Sinn erkannt wird und wenn der Wechsel des äusseren Rahmens nicht nur einer Flucht vor den wirklichen Forderungen entspricht.

Ein erfülltes, berufenes Leben schützt vor vielen Krankheiten, während Vereinsamung und Ziellosigkeit Krankheit fördert. Dies trifft besonders für die Migräne zu. Die vorbehaltlose Hinwendung zu einer sinnvollen Aufgabe, in welcher man seine Begabungen einsetzen und entwickeln kann, ist wohl das Heilsamste, was einer Menschenseele widerfahren kann. Der Ruf nach solcher Aufgabe ist nicht nur eine Gnade des Schicksals: Jeder Mensch kann, wenn er innerlich bereit ist, seine Fühler ausstrecken nach Aufgaben, die sein Leben bereichern und ihm Erfüllung bringen. Meist wird zugleich die Sehnsucht nach Geborgenheit, menschlichem Kontakt, nach innerer und äusserer Führung und Glauben gestillt, die im Grunde jeder Seele ruhen.

Das Gespräch mit dem Seelsorger, dem Arzt und Psychotherapeuten, das Studium der christlichen und östlichen Weisheitslehren können den Weg zur Erkenntnis und Heilung weisen. Meditation und Yoga sind oft eine wertvolle Hilfe. Unter Yoga ist dann allerdings nicht ausschliesslich Hatha Yoga zu verstehen, sondern die echte „Wissenschaft der Befreiung" mit „Überwindung von Unordnung und Unwissen durch innere und äussere Reinheit, Wahrheit, Bescheidung, Studium, Versenkung und Verehrung des Wunders der Schöpfung", wie die alten Schriften es beschreiben. Dabei soll aber betont sein, dass ein stoffwechselüberlasteter, erschöpfter oder süchtiger Mensch zu solcher Geistesarbeit nicht fähig ist. Eine Betreuung und Reinigung des Körpers ist als Vorbedingung unentbehrlich und öffnet den Weg zur Bescheidenheit und zu geistigen Werten.

Die vielen Menschen, welche unsere Sprechstunde aufsuchten waren unsere grössten Lehrmeister. Manche, die in Reichtum lebten, waren unglücklich und benötigten viel materiellen Komfort, um das Leben angenehm zu finden. Oft waren sie von paradoxen Verarmungsängsten geplagt, die sie daran hinderten, ihren Reichtum mit anderen zu teilen. Die Idee, mehr besitzen zu wollen als wir zum Leben nötig haben, ist Neid. Sie zwingt uns zu sinnloser Hektik und Unrast. Die Welt offeriert meist nicht die Gerechtigkeit, auf die wir hoffen. Aber wir sahen in all den Jahren eine andere Art Gerechtigkeit: Am glücklichsten waren diejenigen, welche sich denjenigen öffneten, die bedürftig oder in Not waren. Ob reich oder arm, im Grunde haben die Menschen nur zwei Bedürfnisse: das Bedürfnis nach Sicherheit und das Bedürfnis verstanden zu werden. Viel ist in den Religionen und im Leben von „Liebe" die Rede und wir haben viele gefragt, was Liebe denn eigentlich ist. Da gibt es die verschiedensten Antworten. Matthias Claudius schrieb einst: „Wir sind nicht dort zu Hause, wo unser Domizil ist; wir sind dort zu Hause, wo wir verstanden werden." Er hat verstanden, was Liebe ist: werden wir verstanden, so sind wir geliebt und wenn wir andere wirklich verstehen, so sind wir daran, zu lieben. Dann ist der Weg offen, um glücklich zu sein.

Was im Migräneanfall zu tun ist

Wenn wir verstanden haben, dass die Migräne Ausdruck einer gewaltigen Entlastung eines überlasteten Stoffwechsels ist, ein Versuch des Körpers, sich zu heilen, so können wir verstehen, dass Triptane, Ergotamin zu meiden sind, da sie nur unterdrücken und zur Chronifizierung der Migräne beitragen.

Was nun aber tun, wenn die massiven Anfälle mit ihrer ganzen Wucht von Vernichtungs- und Verzweiflungsgefühl über einen herfallen? Wie die Kraft zum Durchhalten finden ohne das Schmerzmittel?

Auch dafür haben wir eine ganze Reihe praktischer und wertvoller Hilfsmassnahmen zur Hand. Sie bringen Erleichterung, ohne den Heilungsprozess zu stören. Vor allem: Nicht sogleich zum Schmerzmittel greifen!

Wenn beim Aufwachen ein Anfang von Migräne besteht und wäre er noch so leicht, so versuche man einige Minuten autogenen Trainings, Frühturnen (s. Seite 134) und danach den täglichen Frühspaziergang dennoch auszuführen. Oft überwindet man den Anfall durch Entspannung und nachfolgende Anregung des Kreislaufs.

Ist der Anfall aber einmal da, so ist vollständiges Nachgeben am Platz: Bettruhe, weit offenes Fenster, Lichtdämpfung durch leichte Vorhänge, Nahrungsbeschränkung auf schluckweise Zufuhr von Fruchtsäften und Kräuterteearten mit Sauer- und Bitterstoffgehalt, so etwa: Zitronensaft verdünnt, ungesüsst und frisch gepresst, Grapefruitsaft, Orangensaft, Pfefferminztee oder Wermuttee, ganz schwach mit Honig gesüsst, Traubensäfte, Karottensaft, Rote Bete Saft – nur natürliche Quellen von Süssigkeit, denn Fabrikzucker reizt im Migräneanfall zum Erbrechen –, feine saure Apfelschnitze im Mund zergehen lassen, Fett auch spurenweise verboten!

Manche Patienten können den drohenden Anfall anfangs durch Vielessen kupieren, indem der Organismus bei ihnen durch die vermehrte Verdauungsarbeit gezwungen wird, seine Reinigungskrise, die Harnsäure und andere Stoffwechselprodukte, in die Gewebe zurückzudämmen. Das ist aber nicht besser, als das Einnehmen von Medikamenten.

Heisse Nackenkompressen, vom Nacken der Wirbelsäule entlang bis ins Kreuz reichend, mit achtfach zusammengelegtem Tuch, das man sehr heiss auflegt, können oft erstaunliche Hilfe bringen. Auch der so genannte „Unteraufschläger“ bringt oft erstaunliche Hilfe und kann mehrmals täglich angewendet werden (Seite 133). Bei Bauchkrämpfen lege man heisse Bauchkompressen auf. Man achte darauf, dass Hände und Füsse gut durchwärmt sind und helfe wenn nötig mit warmen Wickeln oder Bettflaschen nach. Die Augen müssen bewusst entspannt sein. Kleine Fingerstriche über die Augenbrauen in die Stirn hinauf und über die Schläfen und das Auflegen warmer Handflächen tun oft Wunder. Ein Stück schwarzen Sammet über die Augen gelegt unterstützt die völlige Entspannung der Augen.

In der Attacke ist gute Lagerung wichtig. Der Kopf muss bequem liegen. Der Nacken darf keinesfalls abgeknickt sein. Am besten dient ein Spreu- oder Schurwollkissen oder eine Nackenrolle. Die zum Kopf aufsteigenden Gefässe dürfen nicht gedrückt und gestaut werden. Auch die Knie sind leicht mit einer Rolle zu unterstützen. Im Migräneanfall kann eine kundige Bindegewebsmassage von grosser Hilfe sein: die Schmerzzonen, die Austrittspunkte am Hinterkopf und über den Augenhöhlen werden mit leisem Strich entspannt und gelöst, die schmerzhaft verkrampfte Nackenmuskulatur bis über die Schultern und das Brustbein gelockert und „ausgestrichen". Ätherisches Pfefferminzöl kann vorsichtig aufgetupft werden. Auf keinen Fall darf es in die Augen gelangen. Über den Einsatz der Akupunktur oder der Neuraltherapie muss der Arzt entscheiden.

Löst der Anfall sich langsam auf, so ist ein mildes, warmes Dauerbad von 37 °C für 30 bis 40 Minuten wunderbar entspannend und schafft Beruhigung.

So können die schweren Stunden mit vereinten Kräften überwunden werden. Hier denke man an das Wort Carl Spittelers: „Wer die Stunde besiegt, besiegt den Tag und wer den Tag besiegt, besiegt das Jahr." Der Patient muss fühlen, dass um ihn herum Ruhe und Vertrauen herrscht und dass man ihm beisteht. Er selbst verdient Aufmunterung und Hochachtung für sein Durchhalten und soll es spüren. Er muss wissen, dass das Durchhalten den Sieg über die Krankheit und die Überwindung der Abhängigkeit von den Schmerzmitteln bringt. Wenn alle in seiner Umgebung sich im gleichen Geiste und in gleicher Hilfsbereitschaft zusammentun, so kann eine solche Zeit des Kampfes um die Heilung und die Selbstüberwindung zu einem Markstein im Leben und im Werden einer Persönlichkeit werden, so dass die Krankheit und ihre Heilung ihren Sinn erhalten. So kann der Kranke genesen.

Einige Beispiele zur Therapie der Migräne

Fall 1

Eine 44-jährige Frau erscheint in der Sprechstunde mit schwerster Migräne seit zehn Jahren. Drei- bis viermal in der Woche müssen Mutterkornalkaloide injiziert werden. Triptane waren vor 1980 noch nicht im Handel. Wird die Spritze nicht am Morgen, wenn der Kopfdruck noch schwach ist, gegeben, so entsteht das jammervolle Elend schwerster Halbseitenmigräne für die Dauer von 2 bis 3 Tagen.

Die Vorgeschichte ist typisch: als junges Mädchen erkrankte sie an einer Bauchdrüsentuberkulose. Später kam es zu schwerer chronischer Verstopfung, die sich durch die Schwangerschaften noch verstärkte.

Diese Patientin führt ein äusserst reges gesellschaftliches Leben, ist an Aperitifs, Liköre und starkes Rauchen gewöhnt – mehr als 20 Zigaretten pro Tag (Nikotin ist ein typisches Krampfgift) – und sie trinkt mindestens dreimal täglich Kaffee. Unruhe, Hast und innere Spannung sind zum Dauerzustand geworden. Schwere Traumen mit einer Reihe tiefgreifender Lebensveränderungen und Erschütterungen haben die seelische Spannungslage vertieft. In den letzten zwei Jahren ist die Patientin erschreckend gealtert. Sie sieht verhärmt, abgemagert und verfallen aus. Es fällt die graue Farbe und eine schlaffe, faltige, trockene Haut auf. Oft kommt es zu tiefer Niedergeschlagenheit.

Sie kommt in klinische Pflege. Es folgt ein „Kampf mit dem Drachen": ohne Spritze der Migräne standhalten! Zwei bis dreimal jeden zweiten Tag bricht der Sturm herein: rasende Schmerzen, Dauererbrechen von Wasser und Galle, Sterbensgefühle …

Sie liegt im verdunkelten, stark gelüfteten Zimmer. Der Darm wird mit Kamilleneinlauf entleert. Der ganze Rücken bis hinauf zur Nackenpartie wird in häufigem Wechsel auf lange, schmale, heisse Wasserkompressen gelegt. Schluckweise wird, wenn die Brechneigung nachlässt, verdünnter Zitronen- oder Orangensaft, Tee von Bitterkräutern wie Pfefferminze, Wermut, Tausendgüldenkraut, Benediktenkraut gegeben oder auch ein alkalisches, kohlensäurefreies Mineralwasser. Unter homöopathischen Mitteln wird je nachdem, was jeweils im Vordergrund stand, Nux vomica, Gelsemium, Spigelion, Ipecacuanha und Bryonia in hoher Potenz eingesetzt. Alles Reden wird unterlassen. Stille herrscht. So hält die Patientin durch.

Nach jeder Migräne tritt stärker ein Gefühl der Erleichterung und Frische auf, neben grosser Müdigkeit und Entspanntheit. Die übermässige Harnflut nimmt beim dritten Mal ab. Dann verlängert sich das Intervall zwischen den Anfällen auf 3, 4, dann 8 Tage und es folgen drei Wochen ohne Migräne bei gutem Appetit und ungekanntem Wohlgefühl. Weder nach Kaffee, noch nach Tabak oder gar alkoholischen Getränken geht ihr nun der Sinn. Ihr Instinkt wünscht nun frisches Obst, grüne Blätter, hartes, lang zu kauendes Vollkornbrot, Sauermilch. Noch eine ganz leichte Endmigräne folgt nach drei Wochen. Dann kommen Jahre völliger Freiheit von Kopfschmerzen und Medikamenten.

Fall 2

Frau M.K. leidet seit Jahren an halbseitiger Migräne in wöchentlichen Schüben. Es findet sich eine eitrige Gallenblasenentzündung, die durch Entleerung und Desinfektion behandelt wird. Dann: Frischsaftfasten, gefolgt von Rohkostdiät, dann fettloser, rohkostreicher Diät. Nach vier Wochen Behandlung kommt keine Migräne mehr vor. Zwei Jahre später berichtet sie, dass sie keine Migräne mehr gehabt hat. Hier war die Herdinfektion in der Gallenblase eine entscheidende Teilursache.

Fall 3

Eine 55-jährige Patientin leidet an schwerster Migräne und Verstopfung. Allgemein körperlich und nervlich überfordert; gespannte Erscheinung. Darmfunktion schwer gestört. Erhöhte Werte der Gallenwegsenzyme, der alkalischen Phosphatase und der Leucinaminopeptidase im Blut. Diätkur mit vegetabiler Rohkost, Ruhe, autogenes Training, Bindegewebsmassage, galletreibende Kräuterextrakte. Nach drei Wochen ist die Migräne sichtlich gebessert, der Darm funktioniert normal. Die Patientin bleibt migränefrei. Bei Diätausnahmen mit schwerer, fettiger Mahlzeit und Alkohol und nach starken seelischen Belastungen treten noch kurze, milde Schmerzen auf.

Fall 4

Eine 40-jährige Frau litt jede Woche an einem Migräneanfall. Schwere Verstopfung. Englische Arbeitszeit. Mittagessen beim Arbeitgeber, Fleischmahlzeiten, zuhause gibt die besorgte Mutter dasselbe. Die Migräne begann im 22. Lebensjahr nach Liebesenttäuschungen und Berufswechsel (Telefonistin). Viel Schwarztee und Migränemittel helfen immer weniger. Sie erhält zwei Wochen vegetabile Rohkostdiät, dann vegetabile Vollwertkost mit 70 % Rohkostanteil, Kräuterbäder. Sie fühlt sich nun sehr wohl. Bei Entlassung aus der Klinik hat sei bei Wetterwechsel noch sporadisch Kopfschmerzen.

Fall 5

Eine ältere Dame leidet seit der dritten Geburt an Migräneanfällen. Sie ist übererregt, angespannt und leidet an Bluthochdruck. Viel Schwarztee, Alkohol und Gesellschaften. Chronische Mandelentzündung. Blutarmut infolge starker Menstruationsblutungen durch Myome. Verstopfung. Gallenblasenentzündung. Sie erhält fettarme, vegetabile Rohkost und drei Gallenblasenspülungen, Verzicht auf Schwarztee und Alkohol. Die stark vereiterten Tonsillen müssen entfernt werden. Nach sechs Monaten hat sie keine Migräne mehr, ist der Blutdruck normal und auch die Darmentleerungen. Während den Wechseljahren wird die Gebärmutter entfernt, da sie an sehr starken Blutungen leidet. Danach wieder einige Migräneanfälle. Später Besserung und Ausheilung ohne Rückfall.

Fall 6

Die 50-jährige Patientin nahm mit 24 Jahren während einer Schwangerschaft um 10 kg zu. Seither leidet sie wöchentlich an schwersten Migräneanfällen mit Drehschwindel, immer während drei Tagen. Unregelmässige Menses, Kaffee- und Schmerzmittelmissbrauch, Blutarmut. Darmfäulnis, Salzsäuremangel des Magens. Sie wird mit Frischsaftfasten und vegetabiler Rohkostdiät behandelt unter Verzicht auf Medikamente und Kaffee.

Bindegewebsmassage und vorübergehende Gabe von Magenenzymen. Erlernen des autogenen Trainings. Viel Ruhe. Die Migräne verschwindet vollständig und bleibt etwa drei Jahre fern. Als ihr Mann erkrankt und sie sein Geschäft übernimmt, erscheinen sie vorübergehend. Seither beschwerdefrei ausser bei besonderer Belastung.

Fall 7

Frau B.F. leidet seit der Jugend an schwerster Migräne, die jeden Tag morgens auftritt. Sie nimmt viele Migränemittel. Die Ernährung besteht hauptsächlich aus Fleisch und Weissbrot. Der Mann ist überaktiv, die Atmosphäre ständig angespannt. Hoher Harnsäurespiegel im Blut. Ekzeme am Nacken und an den Händen. Angina Pectoris. Blutarmut durch die Vergiftung mit Schmerzmitteln. Arthrose der Halswirbelsäule. Übergewicht, Depressionen und Schlaflosigkeit. Sie erhält vegetabile Frischkost, anfangs mit Frischsäften, dann Rohkost und die Medikamente werden gestoppt. Ruhe, Bindegewebsmassage, autogenes Training. Nach drei Wochen ist die Patientin schmerzfrei. Migräne seither nur noch bei nervlicher Überlastung, nämlich dann, wenn sie versucht, sich auf das übersteigerte Tempo des Mannes einzustellen und bei groben Diätfehlern. In solchen Momenten greift sie noch zu einem Schmerzmittel. Im weiteren Verlauf der Therapie gelingt es der Patientin immer besser, sich aus der inneren Zwangslage zu lösen. Die Funktion des Darms bleibt gut, da sie die Diät beibehält und ihre Ekzeme heilen völlig aus.

Fall 8

Ein 15-jähriger Bursche erleidet jede Woche einen Migräneanfall. Triptane hatten diese Häufigkeit erzeugt und die Anfälle verschlimmert. An der Stirn zeigt er eine harte Narbe von einem Sturz, die oft schmerzhaft sei. Die Migräne war seit diesem Sturz aufgetreten.
Nach zweimaliger Neuraltherapie dieser Narbe und Umstellung der Ernährung auf vegetabile Vollwertkost mit hohem Rohkostanteil treten keine Migräneanfälle mehr auf.

Möchten doch viele migränegeplagte Menschen den Mut und die Kraft aufbringen für eine solche echte Überwindung der Krankheit. Maximilian Bircher-Benner sagte hierzu: „Der Weg liegt vor Euch, es kommt darauf an, dass Ihr ihn geht."

Die Verhütung der Migräne

Eltern, die ihren Kindern ein harmonisches und gesundes Familienleben vorleben, tun das Wertvollste zur Verhütung der Migräne und vieler anderer chronischer Krankheiten von Körper und Seele. Zur Harmonie gehört eine vitalstoffreiche, harmonische Ernährung und ein geregelter Tagesablauf.

Jede Familie führe jede Woche einen Tag mit ausschliesslich vegetabiler Rohkost durch, mit Obst, Salaten, Nüssen und natürlichem Vollgetreide. Man vermeide Fabrikzucker und Schleckereien rigoros. Jeden Morgen 10 Minuten Gymnastik am offenen Fenster, sofern die Luft rein ist. Ganz besonders wichtig ist dabei die Nackengymnastik, wie in diesem Buch beschrieben. Dauerspannungen, Stress muss vermieden werden. Als Gegenmassnahme plane man einmal im Monat ein ruhiges Wochenende mit ruhigem, entspanntem Zusammensein in der Familie. „Manager" und „Career-Women" müssen unbedingt alle 2–3 Monate eine fünftägige Pause einplanen, an denen man seine Gedanken und Wünsche den bisher ungelebten Werten zuwendet und seine Talente und Interesse auf Neues, bisher Ungelebtes richtet.

Ehrgeizige Wünsche dürfen nicht auf die Kinder übertragen werden. Man behandle sie mit Achtung und Verständnis. Man nehme die Sorgen der Kinder ernst. Ein Kind muss sich harmonisch entwickeln können. Es darf nicht einseitig kognitiv gefördert werden, sondern sein Gefühlsleben, seine Intuition, seine Kreativität, seine Beziehungen und sein Körper müssen sich harmonisch entwickeln können, um zu einem gesunden Menschen heranreifen zu können. Wichtig ist die Pflege der Beziehung zur Natur und die Ehrfurcht vor dem Lebendigen. Wo materielle Dinge gegenüber der Stärkung der Seelenruhe überbewertet werden, ist Gefahr im Anzug. Der Sinn für die Ordnungsgesetze des Lebens muss geweckt werden. Nur so kann die Grundursache unzähliger Krankheiten, so auch der Migräne, überwunden werden.

SPEISEZETTEL

Das Fasten

ist eine besondere Art der Entschlackung, Regeneration, Erholung, Entwässerung und bedeutet bei Migränepatienten eine Massnahme, die zu Beginn der allgemeinen Umstellung einsetzen sollte. Je nach Rat des Arztes muss Strenge und Dauer bestimmt werden.

Teefasten und Säftefasten

Man unterscheidet Teefasten und Säftefasten. Teefasten wird angewendet, wenn Nahrungsaufnahme unmöglich ist und Übelkeit vorherrscht, also im Zustand akuter Migräne:
Schluckweises Einträufeln von Kamillentee mit einigen Tropfen Zitronensaft angesäuert, ungesüsst. Statt Kamillentee kann auch Pfefferminztee, Bittertee, Blähungstee, Melissentee oder Verbenentee verwendet werden. Statt Tee gelegentlich hauchdünn geschnittenen Apfelschnitz im Munde zergehen lassen oder Pfefferminzblatt kauen.
Wenn die Migräne den Höhepunkt überschritten hat und das Brechen nachlässt, folgt das

Säftefasten
Alle 4 Stunden 150–200 g Obst- oder Gemüsesaft. Frischsäfte nach Jahreszeit, ausgepresst, Löffelweise Einnahme wie beim Teefasten, wenn der akute Migränezustand schon im Abklingen ist und Durst noch vorwiegt. Besonders empfehlenswert sind ungespritzte Trauben, Zitrusfrüchte (nicht zu saure), besonders Grapefruits und Mandarinen, sämtliche Beeren und Äpfel. Menge 60–1000 g pro Tag, evtl. abwechselnd oder verdünnt mit Tee oder kohlensäurefreiem Mineralwasser. Statt der Obstsäfte können frische Gemüsesäfte verwendet werden: Karotten, Randen (Rote Bete), roher Kartoffelsaft in kleiner Menge als Beimischung. Die Menge soll auf 4–5 mal täglich verteilt werden. Es können, wo keine Frischsaftzentrifuge greifbar ist, auch Biotta- oder Edensäfte verwendet werden. Sie haben aber nicht denselben energetischen Wert und nicht die gleich starke Wirkung wie Frischsäfte. Bei Durst Kräutertee aus Pefferminz, Wermut- oder Tausendgüldenkraut schluckweise, evtl. auch Gemüsebrühe, salz- und fettlos gekocht.

Gute Darmentleerung ist dabei wichtig. Wenn nötig, morgens und abends Ballon-Klistier. Leinsamen, geschrotet und eingeweicht, oder Linusit oder Psylliumsamen, 1–2 Essl. pro Tag (1 Stunde in 1 Glas Wasser oder Apfelsaft vorgeweicht).

Eine Frischsäftefastenkur kann je nach ärztlicher Verordnung ein bis mehrere Tage, ja 2 bis 3 Wochen, durchgeführt werden. Ärztliche Überwachung während des Fastens und des Wiederaufbaues danach ist wichtig. Berufsarbeit und allgemein starke körperliche und seelische Anspannung sind dabei unerwünscht. Ist nur eine milde Wirkung des Fastens gefragt, im Sinne der Migräne-Vorbeugung, der allgemeinen Entgiftung, der Entwässerung und Verjüngung, so kann einmal wöchentlich ein strenger Fruchtsafttag eingeschoben werden. Bei Migränepatientinnen ist der Frischsäftetag vor der Menstruation besonders wichtig.

Bei längerem Fasten ist während der ersten ein bis zwei Fastentage volle Bettruhe nötig, sonst bleibt die optimale Wirkung aus, weil sie durch Ermüdung und Hungergefühl gestört wird. Es kommt nicht zur richtigen Entspannung. Man lasse sich nicht abschrecken durch Reaktionen wie Kopfschmerzen, Übelkeit, Gliederschmerzen, Schwächegefühl (besonders nachmittags). Diese zeigen an, dass der Körper im Säftefasten die Entgiftungsarbeit angreift, so dass solche Tage Sinn und Zweck erfüllen. Man berichte die Beobachtungen jedoch dem Arzt. Günstig ist starke Harnflut am Safttag. Dies ist zu beachten.

Vollsaft-Fasten (flüssige Kost)

Morgens:
200 g Fruchtsaft
150 g Magermilch oder Joghurt (so vertragen)
1 Tasse Hagebuttentee oder eine andere Teeart
Mittags:
200 g Fruchtsaft
150 g Mandelmilch oder Joghurt
150 g Gemüsesaft
Abends:
wie morgens

Damit wird eine hochwertige, relativ nahrhafte, aber sehr schonende Nahrung zugeführt. Diese Kostform kann bei voller Tätigkeit eine Woche oder länger durchgeführt werden. Vollsaftperioden sind geeignet als Beginn einer Umstimmungskur beim Migränepatienten und auch bei starker Verarmung des Organismus an Vitalstoffen, wie dies bei Migränepatienten meist der Fall ist.

Der Fruchtsaft kann zuerst mit ⅓ Leinsamen-, Gersten- oder Reisschleim verabreicht werden. Bei Entwässerungskuren müssen Urinmengen und Gewicht gemessen werden, wenn nötig kann wassertreibender Tee (Solidago, Hagebutten) getrunken werden.

Früchtefasttage

Das Früchtefasten kann das Säftefasten ersetzen, z.B. wenn vor allem Stoffwechselumstimmungen und Anregung des Darmes durch Zellulosegehalt erwünscht sind. Das Sättigungsgefühl ist stärker. Das Früchtefasten ist deshalb tageweise auch ohne völlige Ruhe und gleichzeitig auch länger durchführbar. Die Wirkung des Säftefastens ist jedoch intensiver. Früchtefasten ist angezeigt bei Migränepatienten, die an Darmträgheit leiden.

Tagesmenü
3 mal 200–300 g ungespritztes, gut gewaschenes, frisches, ganz reifes, ungesüsstes Obst, z.B. Beeren, Zitrusfrüchte (Orangen, Grapefruits, Mandarinen), Trauben, Feigen, Melonen, Kaki. Sehr wertvoll sind Papaya, frische Ananas, frische junge Kokosnüsse (Milch und weiches Fruchtfleisch), Avocado, Mango, reif gepflückte Bananen, Tschibu- und Granatapfel. Gespritztes Obst muss geschält werden.

Wenn Durchfall auftritt, ist ein Früchtetag mit ausschliesslich geriebenen Äpfeln angezeigt.

Besondere Früchtefasten-Formen

Apfeltag
5 bis 6 mal 1 grosser Apfel fein gerieben, wenn Migräne mit akutem Magen- und Darmkatarrh mit Durchfall einhergeht.

Erdbeertag
3 bis 4 mal 200 bis 250 g sehr reife Erdbeeren, ungesüsst, hoher Vitamin-C-Gehalt, durststillend und nährend. Erzeugt gesunde Darmflora. Man benütze die Erdbeerenzeit.

Heidelbeertag
3 bis 4 mal 200 bis 250 g Heidelbeeren, leicht stopfend und den Darm desinfizierend.

Brombeertag
3 mal 200 bis 250 oder 300 g ganz reife Brombeeren. Besonders reich an Naturzucker und Vitamin C. Nahrhaft und leicht verdaulich. (Wirkt auf den Rachen und die Stimmbänder beruhigend und abschwellend.)

Johannisbeertag
3 mal 200 bis 250 g (⅔ rote und gelbe, ⅓ schwarze) Johannisbeeren. Bei Migräne mit Leberleiden besonders erfrischend und durststillend. Vitamin-C-reich.

Kaki-Tag
2 kleine oder 1 grosse Kakifrucht 4 mal täglich. Sehr nahrhaft und reich an den Vitaminen C und B.

Traubentag (altbewährte Traubenkur)
750 bis 1000 g sonnengereifte, in jedem Fall biologisch gezogene Trauben auf 4 bis 5 Mahlzeiten am Tag verteilt. Gut waschen (kurz in heissem Wasser spülen). Ganze Frucht essen. Vitaminarm, aber besonders nährend durch hohen Fruchtzuckergehalt. Leberschutz! Entwässerung, Darmanregung durch Kerne. Traubenkuren können im Herbst jeweils eine Woche durchgeführt werden.

Papaya-Tag
½ grosse Papaya (Baummelone) mit Zitronensaft, 3 mal täglich fördert durch Papin die Magenverdauung, Fructose- und Vitamin-C- und -B-reich.

Rohkost

Die frische Rohnahrung ist die Grundlage der diätetischen Umstellung, Entschlackung, Regeneration und damit der Anfang der Diättherapie der Migränepatienten. Es ist auf harmonische Verteilung von Knollen-, Wurzel- und Blatt-Rohgemüse zu achten, aber stets frisch und voll ausgereift.

Beispiel für den wöchentlichen Rohkosttag

Morgens:
Birchermüesli mit Früchten oder Beeren und Vollkornflocken
1 Essl. gekeimter Weizen (muss gut gekaut werden)
Nüsse oder vorgeweichte Sonnenblumenkerne
Dörrobst
1 Glas Mandel-, Vorzugs-, Sauer- oder Buttermilch, oder
1 Tasse Hagebutten-, Fenchel- oder Lindenblütentee mit Zitronensaft
und etwas Honig (anstelle von Zucker)

Mittags:
Reichhaltiger Früchteteller
Nüsse, Rosinen, Datteln oder eine getrocknete Banane
Rohgemüse: Kopfsalat, Sellerie, Tomaten
oder: Gurken, Karotten, Kresse
oder: Reformsauerkraut, Randen, Fenchel
als Zulage 1 bis 2 Pellkartoffeln oder frische Gemüsebouillon
1 Glas Vorzugs-, Butter-, Sauer-, Mandel- oder Sojamilch

Abends:
Birchermüesli verschiedener Zubereitung, je nach Jahreszeit und zwar
verschiedene Früchte und Nüsse, Früchtepaste oder Nuxostengeli
oder: 4 Dörrfeigen, zerschnitten und im Apfelsaft vorgeweicht, gemischt mit 3 dl Sauermilch oder Joghurt
oder: rohes Vollkornmüesli, gesüsst mit Weinbeeren oder wenig Birnensaft (Birnel), gemischt mit einer schaumig geschlagenen Banane und etwas Zitronensaft oder Orangensaft, als Sauce Kaffeerahm oder Vorzugsmilch
1 Tasse Kräutertee, gesüsst mit etwas Honig (anstelle von Zucker)

Einteilung des Rohkost-Speisezettels nach der jeweiligen Saison

Selbstverständlich richtet man sich bei Planung der Speisezettel nach dem Angebot des natürlichen Anbaus, der saisonbedingt ist.

a) Frühjahr

1. Tag: Früchte — Nüsse (auch Dörrobst), Radieschen — Fenchel — Kopfsalat
2. Tag: Früchte — Nüsse — Sellerieknollen — Tomaten — Kresse
3. Tag: Früchte — Nüsse — Karotten — Chicorée — Kopfsalat
4. Tag: Früchte — Nüsse — Rettich — Lattich — Kresse
5. Tag: Früchte — Nüsse — Randen (Rote Rüben) — Löwenzahn — Kopfsalat
6. Tag: Früchte — Nüsse — Blumenkohl — Spinat — Kresse
7. Tag: Früchte — Nüsse — Kohlrabi — Tomaten — Kopfsalat

b) Sommer

1. Tag: Früchte — Nüsse — Rettich — Tomaten — Kopfsalat
2. Tag: Früchte — Nüsse — Karotten — Zucchetti — Kopfsalat
3. Tag: Früchte — Nüsse — Kohlrabi — Kresse — Kopfsalat
4. Tag: Früchte — Nüsse — Blumenkohl — Radieschen — Kopfsalat
5. Tag: Früchte — Nüsse — Bleichsellerie — Lattich — Kopfsalat
6. Tag: Früchte — Nüsse — mit Blumenkohl gefüllte Tomaten — Kopfsalat
7. Tag: Früchte — Nüsse — Karotten — Gurke — Kopfsalat

c) Herbst

1. Tag: Früchte — Nüsse — Sellerie — Tomaten — Endivien
2. Tag: Früchte — Nüsse — Rote Rüben — Peperoni — Kopfsalat
3. Tag: Früchte — Nüsse — Schwarzwurzeln — Spinat — Kopfsalat
4. Tag: Früchte — Karotten — Zucchetti — Kresse
5. Tag: Früchte — Nüsse — Blumenkohl — Feldsalat — Endivien
6. Tag: Früchte — Nüsse — Rettich — Tomaten — Kopfsalat
7. Tag: Früchte — Nüsse — Sellerie — Gurke — Kopfsalat

d) Winter

1. Tag: Früchte — Nüsse — Schwarzwurzeln — Rotkohl — Endivien
2. Tag: Früchte — Nüsse — Sellerie — Cicorino rosso — Kopfsalat
3. Tag: Früchte — Nüsse — Karotten — Peperoni — Kopfsalat
4. Tag: Früchte — Nüsse — Rote Rüben — Sauerkraut — Endivien
5. Tag: Früchte — Nüsse — Blumenkohl — Spinat — Feldsalat
6. Tag: Früchte — Nüsse — Tomaten — Chicorée — Kopfsalat
7. Tag: Früchte — Nüsse — Sellerie — Wirsing — Endivien

Einkostnahrung

Einkostnahrung heisst: zu jeder Mahlzeit nur eine Art von Nahrung. Diese ist ein Übergang von Fasten und Rohkost zu Dauerkost. Sie bedeutet erheblich weniger Belastung für die Verdauungsorgane und die Leber als eine gemischte Menügestaltung und besteht aus 3 Mahlzeiten.

Morgens:
Äpfel (langsam gegessen und gut gekaut) in beliebiger Menge
oder eine andere Sorte Früchte, z.B. Trauben, Grapefruits, Beeren, Kirschen
oder auch Tomaten usw.

Mittags:
Hirsebrei oder gedämpfte Kartoffeln oder Weizenspeise oder

gedämpftes einfaches Gemüse nach Wahl. Menge nach Appetit, langsam essen.

Abends:
Wie mittags, aber Gemüse, wenn mittags Kartoffeln, oder umgekehrt,
evtl. auch Knäckebrot, gut gekaut.

10 h und 16 h:
Säfte oder Kräutertee, schluckweise in kleinen Mengen,
wie beschrieben beim Säfte- und Teefastentag.

Die Einkost-Tage können mehr oder weniger streng durchgeführt werden. Die Verdauungssäfte des Magens werden durch diese vereinfachte Beanspruchung rasch entlastet, Übelkeit beruhigt sich.

Bei schweren Brechzuständen und Magenbrennen teelöffelweise zwischen den Mahlzeiten Heilerde mit etwas Bittertee nehmen und 1 bis 2 mal täglich 1 Essl. frischen Kartoffelsaft. Nach schweren Migräneattacken günstig.

Heildiät für Migränepatienten – Speisezettel für die Dauerkost

Richtlinien
Je nach ärztlicher Vorschrift fettarme bis fettlose Kost. Vermeidung von Reizstoffen, Röstprodukten, scharfen Gewürzen, blähenden Gemüsen, Zuckerwaren. Gut kauen, langsam essen, Ruhe nach den Mahlzeiten, Wärme. Dabei ist die Schonung von Magen, Darm und Leber richtungsweisend.

Fettarme Diät
(bei Migränepatienten als Dauerheilkost)

Beispiel

Morgens:
Birchermüesli mit Joghurt hergestellt, kleine Portion von 100 g
1 Teel. Pinienkerne oder geriebene Nüsse
Vollkorn- oder Knäckebrot mit 5 g Butter oder Diätmargarine
Magerquark, Honig
Kräutertee ohne Zucker

Mittags:
Früchte, Rohgemüse angemacht mit Quark- oder Joghurtsauce oder mit ganz wenig Ölsauce und reichlich frischen Kräutern. Es eignen sich Karotten, Tomaten, Sellerie, alle grünen Salate, Randen, Zucchetti, Spinat, Rettich (Kohlsorten und Schwarzwurzeln werden nicht verwendet, weil sie leicht blähend wirken.)
Es folgt entweder eine Suppe (ohne Rahm) mit nur wenig Butter zubereitet (z. B. Tomaten- oder Haferflockensuppe) oder ein gedämpftes Gemüse, wobei erst zum Schluss etwas frische Butter zugegeben wird (Zwiebeln als Saft gepresst). Es eignen sich zum Dämpfen besonders gut: Karotten, Fenchel, Sellerie, Lattich, Zucchetti, Tomaten, Lauch, Spinat. Als Beigabe Petersilienkartoffeln oder Getreidebrei oder Vollkorn- oder Sojateigwaren, ohne Fett gekocht und erst beim Anrichten mit etwas frischer Butter oder Reform-Margarine oder Nussmus verfeinert. Hartkäse darf zu Beginn nicht verwendet werden, auch nicht als Reibekäse. Dagegen sind Magerquark und magere Weisskäse, mit Gewürzen angerührt, als Beigabe zu Vollkornbrot und zu Kartoffeln, oder als Dessert mit Früchten, eine wertvolle Ergänzung für Patienten, welche Milcheiweiss vertragen.
Als Süssspeisen eignen sich auch Apfelmus, Fruchtgelee (zubereitet mit Agar-Agar oder Pektin), Fruchtsalat, Bananen-Apfelschaum und Rote Grütze. Zum Süssen Honig oder Birnendicksaft (Birnel).

Abends:
wie morgens oder Vollkorn- oder Sojateigwaren oder Vollreis, Tomatensauce oder Vollgriess- oder Haferflockensuppe oder Getreidebrei in Magermilch gekocht, Kompott
oder Vollkornbrötchen ohne Butter, belegt mit Kräuterquark, Tomaten, Kresse, Radieschen, Gurkenscheiben, geriebenen Karotten.

Fettlose Diät
(bei Migränepatienten und Leber-Galle-erkrankungen)

Beispiel

Morgens:
Geriebener Apfel mit etwas Zitronensaft und Honig oder Birnendicksaft (Birnel)
Vollkornbrot oder Knäckebrot mit Honig oder Birchermüesli (Apfelmüesli mit Joghurt- oder Sauermilchsauce
oder Frischkornflocken mit Früchten und Magermilch
oder Sauermilch oder Buttermilch mit feingeschnittenem Steinobst
Vollkornbrot, Honig.

Mittags:
Früchte, Rohgemüse, lassen sich auch ohne Rahm und Öl schmackhaft zubereiten mit Hilfe von Magermilchpulver, das mit wenig Wasser angerührt eine ausgezeichnete cremige Sauce ergibt. Sie wird gewürzt mit Zitronensaft, gehackten Kräutern, Zwiebeln oder gepresstem Knoblauch oder mit feingeriebenem Meerrettich.
Gemüsebouillon lässt sich auch ohne Fett appetitanregend zubereiten mit etwas Meersalz und gehackter Petersilie.
Kartoffeln aus dem Backofen schmecken ausgezeichnet mit geschmorten Tomaten.
Kartoffelstock lässt sich mit Magermilch schaumig schlagen, und einen luftigen Kartoffelschnee erhalten wir, wenn wir gekochte Kartoffeln durch ein grobes Sieb pressen. Und eine wohlschmeckende, nahrhafte Kartoffelsuppe stellen wir her aus einer kräftigen Gemüsebrühe mit Mayoran, Thymian und etwas Meersalz gewürzt.
Vollgetreidespeisen bedürfen keines Fettes, um ihren köstlichen Eigengeschmack zu entfalten. Wir geben dazu eine würzige Tomatensauce aus vollreifen, frischen Tomaten, die wir passieren, ohne sie zu kochen, und nur leicht erwärmen.
Als Nachspeisen dienen alle Früchtespeisen, die ohne Rahm und Fett hergestellt sind, z.B. Cremen aus Magerquark mit Obstsaft und Bananen oder Obstkonzentrat zum Süssen, oder Getreidebreie in Magermilch gekocht.

Abends:
Grapefruit oder Früchtekaltschale, Vollkornbrot mit Honig, Hafersuppe, ohne Fett
Traubensaft oder Buttermilch oder Kräutertee
oder:
geriebene Äpfel, Bananenrädchen, Zitronensaft, Cornflakes, Butter- oder Magermilch, Knäckebrot, Tomaten, Radieschen, Gurkenscheiben, Apfelsaft oder Kräutertee
oder:
1 Tomate, einige zarte Salatblätter, Schnittlauch, Reisgemüsesuppe, ohne Fett gekocht, oder Vollgriessbrei mit Magermilch gekocht. Aprikosenkompott ohne Zucker.
Eine halbe Stunde vor jeder Hauptmahlzeit eine kleine Tasse Bittertee oder etwas Rettichsaft. Nachmittags bei Bedarf 1 Tasse Pfefferminztee.

Diät bei Verstopfung
(bei Kopfschmerzen und Migräne ist chronische Verstopfung die Regel)

Beispiel

Morgens:
Kern-Müesli oder Birchermüesli mit Leinsamenschrot oder Vollkorn-Müesli
oder: Weizenschrotbrei, Milch oder Sauermilch, Joghurt, Kefir, Buttermilch
oder: Frischkornflocken, Früchte, Sauermilch oder Joghurt, Vollkornbrot, Butter, Honig
Vorzugs- oder Sauermilch oder Pfefferminztee.

Mittags:
Beeren, Orangen, Mandarinen oder Steinobst
Rohgemüse, unzerkleinert oder grob geschnitten,
rohes Reform-Sauerkraut mit etwas Öl und Joghurt
Kartoffelschnee, gedämpfte Zucchetti mit Pellkartoffeln, gefüllt mit Erbsen und Karotten
Rhabarberschnitten oder Johannisbeerfrappée

Abends:
Birchermüesli oder: Quark- Leinölspeise nach Dr. Budwig
oder:
Schrotbrot, Quark mit Meerrettich, Tomaten, Salat
oder:
Gemüsesuppe
oder:
4 zerschnittene, im Apfelsaft vorgeweichte Dörrfeigen, als Einlage in 1 Tasse Sauermilch oder Joghurt
oder:
Dörrzwetschgen, roh oder gekocht
Maiskolben mit Butter, Kräutertee

Diät bei Durchfall

(langjährige Verstopfung mit Mangel an Verdauungssäften kann in chronische Colitis mit Durchfällen umschlagen)

Beispiel

Auch akuter Durchfall kann Kopfweh bewirken.
Man meide Trauben, Zitrusfrüchte, Rhabarber, Steinobst, frisches Vollkornbrot, Zucker.
Günstig wirken geriebene Äpfel, Erdbeeren, Heidelbeerkompott ohne Zucker, Bananen, Reis, Kartoffeln, Quark, Kamillen- und Tormentill-Tee, Schleimsuppen aus gekochtem und passiertem Vollmehl von Hafer, Gerste, Reis, Grünkern. Alle Schleimsuppen ohne Fett und Zwiebeln zubereiten. Statt Rohkost vorerst Saft von Karotten, Randen, Kohl (als Saft nicht blähend) oder Kartoffeln. Knäckebrot oder Darwida u.a.m.

Bei schwerem Durchfall zuerst
1 Tag Tee-Saft-Fasten, Bettruhe.
Danach ein Apfeltag: 4 bis 8 mal täglich
1 frisch geriebener Apfel ohne Zucker.

Nach dem Apfeltag bis zur Heilung des Durchfalls:

Morgens:
Apfelmüesli mit Knäckebrot oder Reformzwieback und Quark
Heidelbeertee oder Buttermilch

Mittags:
Geriebener Apfel ohne Zucker
Rohgemüse mit ⅓ Reisschleim
Nach 3 Tagen feingeriebene Karotten oder Randen ohne Öl
Hafer- oder Reisschleimsuppe
Trockener Reis oder Quark-Kartoffeln, gedämpfte Tomaten
oder Sojateigwaren mit Tomatensauce
Apfelbrei

Abends:
Apfel oder Banane, Heidelbeertee, Vollkornzwieback, Suppe oder Brei aus gekochtem, passiertem Weizenschrot oder aus verschiedenen Flocken, dazu Knäckebrot, Darwida oder Vollgriessbrei in Milch gekocht mit Apfelmus, schwach gesüsst

Zwischenmahlzeiten:
Schluckweise Kamille-, Heidelbeer- oder Tormentil-Tee oder geriebener Apfel ohne Zucker.

Vegane Diät

(Allergiker mit Migräne)

Beispiel

Kopfweh und Migräne sind oft allergische

Störungen. Daher ist in vielen Fällen vegane Kost ohne tierisches Eiweiss zu Beginn wichtig.

Morgens:
Müesli mit Mandelpurée oder Sesam-Soja
Früchte nach Jahreszeit
Vollkornbrot, Nussbutter
Kräutertee

Mittags:
Früchte, Rohgemüse: Randen (Rote Bete), Gurken, Schnittsalat
Gekochte Speisen: Gemüsebouillon mit Griessklösschen
Rosenkohl, Kartoffelpüree (mit Gemüsebouillon und Nussbutter)

Abends:
Wie morgens

oder

Morgens:
Wie oben

Mittags:
½ Grapefruit
Rohgemüse: Karotten, Sauerkraut, Kopfsalat
Gekochte Speisen: Sojasuppe
Randen (Rote Bete)-Gemüse, Kümmelkartoffeln

Abends:
Müesli, Früchte, Nüsse,
Vollkornbrot, Hagebuttenmarmelade
Kräutertee

oder

Morgens:
Wie oben

Mittags:
Früchte, Rohgemüse: Chicorée mit Tomatenwürfelchen und Feldsalat
Gekochte Speisen: Kerbelsuppe
Blattspinat, Nudeln

Abends:
Früchte, Schrotbrei mit Nussmus oder Mandelrahm
Fruchtsaft
Kräutertee

oder

Morgens:
Wie oben

Mittags:
Früchte, Rohgemüse: Sellerie, Zucchetti, Gartenkresse
Gekochte Speisen: Tomaten gedämpft, Riz Créol
Orangensulzköpfchen

Abends:
Müesli, Früchte, Brot, Nussbutter, Kräutertee

Salzlose Diät

(für Kopfwehpatienten, bei Nierenleiden und bei erwünschter Entwässerung)

Beispiel

Morgens:
Müesli oder Früchte oder Fruchtsaft
Vollkornbrot (salzlos), Butter oder Nussbutter
Hagenbutten- oder anderer Kräutertee. Solidagotee ist wassertreibend und nierenstärkend
Nüsse, gerieben oder ganz

Mittags:
Früchte, Dörrfrüchte, Rohgemüse: Karotten, Löwenzahn, Kopfsalat
Gekochte Speisen: Gemüsebrühe, salzlos, mit Brotwürfelchen
Schwarzwurzeln mit Nussbuttersauce
Tomatenkartoffeln

Abends:
Müesli oder Fruchtsalat oder ½ Grapefruit Suppe und Vollkornbrot

oder Backkartoffeln mit Kräuternussbutter und Salat

oder

Morgens und abends:
Wie oben

Mittags:
Früchte, Rohgemüse: Randen (Rote Bete), Lauch, Sauerkraut
Gekochte Speisen: Tomaten, gefüllt mit Reis
Zitronencreme

oder

Morgens und abends:
Wie oben

Mittags:
Früchte, Dörrfrüchte, Rohgemüse: Rettich, Zucchetti, Kopfsalat
Gekochte Speisen: Gerstensuppe gedämpfter Kohl, Kümmelkartoffeln

oder

Morgens und abends:
Wie oben

Mittags:
Früchte, Rohgemüse: Schwarzwurzeln, Tomaten, Endivien
Gekochte Speisen: Spinat, Maisschnitten
Apfelcreme

Rezepte

Frischsäfte

Säfte sind „Rohkost“ in mechanisch verfeinerter Form als zusätzliche spezielle Anreicherung und wenn grobe Bestandteile (Zellulose) verboten sind. Die unzerkleinerte Rohkost ist aber immer hochwertiger und kann auf die Dauer durch Säfte nicht ersetzt werden.

Für die Zubereitung von Säften werden die Rohgemüse gründlich gereinigt, mit einer Handpresse oder elektrischen Zentrifuge gepresst und sofort serviert. Jedes Stehenlassen bedeutet Werteverlust.

Wird eine kleine Handpresse verwendet, müssen Früchte und Gemüse zerkleinert werden. Äpfel, Birnen und alle Knollengemüse fein raffeln, Blattgemüse und Kräuter fein wiegen.

Fruchtsäfte

Ungemischte Fruchtsäfte
Orangen, Mandarinen, Grapefruits, Äpfel, Birnen, Trauben, Erdbeeren, Heidelbeeren, Johannisbeeren, Cassis, Himbeeren, Pfirsiche, Aprikosen, Pflaumen, Mango, Kaki, Kiwi.

Gemischte Fruchtsäfte
(Zitrusfrüchte nur, falls keine Überempfindlichkeit dagegen besteht)
z.B. Orangen, Mandarinen, Grapefruits, Kaki oder Beerensaft mit Apfelsaft oder Beerensaft mit Pfirsich-, Aprikosen- oder Pflaumensaft oder geschlagene Bananen mit Orangen-, Beeren-, Pfirsich-, Mango- oder Aprikosensaft.

Beigaben je nach Wunsch oder Vorschrift: Zitronensaft, Honig, Ahornsirup, Fruchtkonzentrat, Rahm, Joghurt, Mandelmilch, Leinsamen-, Reis- oder Gerstenschleim.

Gemüsesäfte

Frisch verabreicht weisen sie einen hohen Mineral- und Vitamingehalt auf. Jeder Saft hat seinen speziellen Wert.

Ungemischte Gemüsesäfte
Tomaten, Karotten, Randen (Rote Bete), Rettich, Kohl, Sellerie, sämtliche Blatt-, Knollen- und Wurzelgemüse. Im Frühling Blutreinigungskur mit Brennnessel-, Sauerampfer- und Löwenzahnsaft.

Gemischte Gemüsesäfte
Karotten, Tomaten, Spinat zu gleichen Teilen (schmeckt vorzüglich)
Tomaten und Karotten
Tomaten und Spinat
Andere Mischungen (und Cocktails) können nach eigenem Geschmack kombiniert werden.

Abwechslungsweise Sauerampfer, Brennnessel, Schnittlauch, Petersilie, Zwiebeln, zarte Sellerieblätter oder Knollen und andere Kräuter mitpressen.

Beigaben pro Glas (1½–2 dl): 1 Essl. Rahm, Mandelpüree oder Buttermilch, etwas Zitronensaft, evtl. etwas Fruchtkonzentrat. Evtl. Leinsamen-, Reis- oder Gerstenschleim. Es können auch andere Blattgemüse oder Salate verwendet werden, z.B. Weisskraut, Endivien, Feld(Nüssli)salat, Lattich, Löwenzahn.

Kartoffelsaft
Gut gereinigte, evtl. geschälte Kartoffeln (keine unreifen, angegrünten oder gekeimten) zubereiten wie Karottensaft. Schmeckt nicht sehr gut, wirkt aber krampfstillend und vor allem bei Sodbrennen, Magen- und Zwölffingerdarmgeschwüren ist er hochwirksam.

Schleim als Zusatz zu Säften

Der Schleim wird den Rohsäften zu ⅓ beigemischt; er neutralisiert die Schärfe des Frucht- oder Gemüsegeschmacks. Das Tagesquantum kann einmal täglich zubereitet und in der Thermosflasche bis zum Gebrauch aufbewahrt werden.

Reis- oder Gerstenschleim
gehäuften Teel. Reis- oder Gerstenvollkornmehl mit 2 dl kaltem Wasser anrühren und unter ständigem Rühren 5 Min. kochen. Erkalten lassen.

Leinsamenschleim
1 Essl. Leinsamen waschen, in 2 dl Wasser 10 Min. kochen, absieben und erkalten lassen.

Gesundheits-Tees

Für Tees sollen möglichst die ganzen Blätter verwendet werden, da die ätherischen Öle bei feiner Zerstückelung (Sachetform) verloren gehen. Bitter- und Blähungstees ungesüsst trinken, anderen Tees kann man etwas Honig und/oder verdünnten Zitronensaft beifügen.

Bittertee
Wermut
Tausendgüldenkraut
Benediktenkraut
Zu gleichen Teilen mischen, anbrühen und 5 Min. ziehen lassen.
Bei Appetitlosigkeit ½ Std. vor den Mahlzeiten 2–3 Essl. davon trinken (leicht galletreibend), verdauungsfördernd.
Sensible Menschen nehmen nur Tausendgüldenkraut (Zubereitung wie Kamillentee).

Wermuttee
Anbrühen und 5 Min. ziehen lassen.
Starker Bittertee, stark galletreibend, magensaftfördernd.
Schluckweise tagsüber trinken.

Blähungstee
Kümmel
Fenchel
Anis
Zu gleichen Teilen mischen, anbrühen und 20 Min. ziehen lassen.
Bei Blähungen nach den Mahlzeiten 1 Tasse voll trinken.

Kamillentee
Nur anbrühen.
Bei Leibschmerzen zum Trinken.
Wirkt reinigend und beruhigend auf den Magen-Darm-Kanal.
Für Einläufe und Spülungen.

Pfefferminztee
Nur anbrühen.
Beruhigend, galletreibend, dünndarmanregend.

Verveinetee (Eisenkraut)
Nur anbrühen.
Beruhigend, entschleimend, galletreibend.
In Frankreich sehr beliebter Genusstee, nachmittags und abends.

Solidagotee (Goldraute)
1 Min. kochen, 10 Min. ziehen lassen. Bei Wassersucht, Blasen- und Nierenentzündungen. Wassertreibend. 2–3 Tassen täglich.

Goldmelissentee
Nur anbrühen.
Sehr beruhigend, auch vor dem Schlafen zu trinken.

Orangenblütentee
2–3 Blüten 2–3 Min. kochen, etwas ziehen lassen und absieben. Mit Honig süssen.
Beruhigend. Vor dem Schlafen trinken.

Zitronenschalentee
Für 2 Tassen 1 ungespritzte Zitrone dünn schälen. Mit kochendem Wasser überbrühen und 5 Min. ziehen lassen, dann absieben. Vor dem Einschlafen mit etwas Honig trinken.

Leinsamentee
1 Essl. Leinsamen in ½ l Wasser
7–10 Min. kochen und etwas ziehen lassen.
Entschleimend, leicht abführend, magenberuhigend.

Lavendeltee
1 Teel. Lavendelblüten anbrühen, etwas stehen lassen.
Beruhigend, harmonisierend, entzündungshemmend, bei Schlaflosigkeit.

Hagebuttentee
2–3 Essl. Hagebuttenkörner und -schalen in 1½ l Wasser 12 Std. einweichen, dann ½–¾ Std. leise kochen, absieben. Den Rest der gekochten Hagebutten kann man am folgenden Tag nochmals mit den frischen Hagebutten aufkochen.
Leicht galletreibend und wassertreibend, erfrischend, anregend.

Heidelbeertee
1 Esslöffel getrocknete Heidelbeeren, 12 Stunden einweichen und 5 Minuten kochen. Absieben. (Stopfend, beruhigend)

Birchermüesli

Alle Rezepte sind für 1 Person berechnet.

Das Apfelmüesli
Das Original-Apfelmüesli, wie es Dr. Bircher seinerzeit erfunden und tausendfach erfolgreich an seinen Patienten angewendet hat, ist auch nach unserer langjährigen Erfahrung die beste Diätspeise geblieben.

Am besten eignen sich für das Müesli die sauren, weissfleischigen, saftigen Äpfel, z.B. Kläräpfel, Gravensteiner, Sauergrauech, Menznauer Jäger, Jonathan, Ontario, Rubinette, Glockenäpfel, Braeburn, Topas, Champagner-Reinetten, Cox-Orange.

Bei der Verwendung von trockeneren und faden Apfelsorten kann das Aroma angereichert werden mit etwas frisch abgeriebener Schale von ungespritzten Orangen oder Zitronen oder auch mit Orangensaft oder mit etwas Hagebuttenmus oder frisch geriebenem Ingwer.

Apfelmüesli mit Mandel- oder Sesampüree (vegan)
(wenn bei Allergien tierisches Eiweiss verboten ist)
1 Essl. Haferflocken
3 Essl. Wasser
½ Essl. Zitronensaft
1 Essl. Mandel- oder Sesampüree
1 Essl. Honig
3 Essl. Wasser
200 g Äpfel
1 Essl. Haselnüsse oder Mandeln, gerieben

Haferflocken 12 Stunden einweichen. Zitronensaft, Püree, Honig und Wasser mit dem Schwingbesen zu einer sämigen Sauce rühren, Haferflocken beifügen und Äpfel (wie im Grundrezept beschrieben) daruntermischen. Nüsse darüberstreuen, sofort servieren.

Apfelmüesli mit Joghurt oder Sauer- oder Buttermilch
1 Essl. Haferflocken
3 Essl. Wasser
2 Essl. Bifidus-Joghurt oder
Bifidus-Sauer- oder Buttermilch
1 Teel. Honig
200 g Äpfel
1 Essl. Haselnüsse oder Mandeln, gerieben

Die Haferflocken 12 Stunden (fürs Frühstück über Nacht) einweichen. Haferflocken mit Joghurt oder Sauermilch und Honig zu glatter Sauce rühren. Die gewaschenen, von Stiel und Fliege befreiten Äpfel auf der Bircherraffel direkt in die Sauce reiben und öfters umrühren, damit das Müesli appetitlich weiss bleibt. Die Nüsse darüber streuen und sofort servieren. Nie stehen lassen.

Varianten: Statt Haferflocken können Weizen-, Reis-, Gerste-, Roggen-, Hirse-, Buchweizen- oder Sojaflocken verwendet werden, evtl. auch mit Hefeflocken gemischt (Anreicherung mit Vitamin B).

Andere Variante: 1 Teel. eingeweichte Haferflocken mischen mit 1 Teel. Getreidekörner (24 Std. in Wasser einweichen, dann auf ein Sieb leeren, kalt abspülen, ganz, geschrotet oder gemixt).

Apfelmüesli mit Rahm
(speziell angereichertes Rezept bei erwünschter Gewichtszunahme)
1 Essl. (8 g) feine Haferflocken
3 Essl. Wasser
½ Essl. Zitronensaft
3–4 Essl. Rahm
1 Essl. Honig
200 g Äpfel
1 Essl. Haselnüsse oder Mandeln, gerieben

Zubereitung wie Grundrezept.

Müesli mit Beeren oder Steinobst
(besonders reich an Vitamin C)
Zubereitung einer Mandel- oder Sesampüree-Sauce oder Joghurt-Sauce. Zuletzt beifügen:
150–200 g Erdbeeren oder Himbeeren, Heidelbeeren, Johannisbeeren, Cassis oder Brombeeren, mit der Gabel leicht zerdrückt
oder
150–200 g Zwetschgen, Pfirsiche oder Aprikosen, entsteint und durch die Hackmaschine getrieben oder mit dem Messer fein geschnitten.

Müesli mit verschiedenen Früchten
folgende Kombinationen schmecken besonders gut:

Erdbeeren und Himbeeren
Erdbeeren, Himbeeren und Johannisbeeren
Erdbeeren und Äpfel
Brombeeren und Äpfel
Äpfel mit feingeschnittenen Orangen- und Mandarinenschnitzen
Äpfel und Bananen
Äpfel und Pfirsiche
Sauce: Mandelpüree- oder Sesampüree-Sauce oder Joghurt-Sauce.
Nur frische Früchte, keinesfalls Früchte aus der Dose (Fruchtsalat etc.!) verwenden.

Müesli mit getrockneten Früchten
Stehen einmal keine frischen Früchte zur Verfügung, kann man das Müesli auch mit Dörrobst (Äpfel, Aprikosen, Zwetschgen, Birnen) zubereiten. 100 g getrocknete Früchte werden gewaschen, 12 Std. in kaltem Wasser eingeweicht und durch die Hackmaschine getrieben. Mit Mandelpüree- oder Sesampüree-Sauce oder Joghurtsauce vermengen. Bei Dörrobst soll man unbedingt auf gute Qualität ohne Konservierungs- und Bleichmittel achten, sonst könnten Magen- und Darmstörungen auftreten.

Müesli mit Kondensmilch
Sollten einmal weder Mandel- oder Sesampüree noch Frischjoghurt vorrätig sein, so kann das Müesli auch mit Kondensmilch nach dem Originalrezept zubereitet werden. Nachteil: Die Kondensmilch ist meist gezuckert.

Roher Bananenschrotbrei
2 Essl. Getreideschrot
½ Banane
1Teel. Honig
Zitrone nach Geschmack

Getreideschrot 12 Stunden einweichen, dann mixen. Die Banane mit der Gabel zerdrücken und beifügen. Mit Honig und Zitronensaft abschmecken. Sofort servieren.

Kern-Müesli
Besonders wertvoll für Zähne und Darm!
1 Essl. süsse Dörrfrüchte (wie Datteln, Feigen, Weinbeeren)
1 Essl. Weizenkörner oder Fünf-Kornschrot
1 Essl. Sonnenblumenkerne
2 Essl. Frischkornflocken (möglichst kaltgepresste)
1 Essl. Weizenkeime, frischgekeimt
1–2 halbe Baumnüsse oder
Pinienkerne, geriebene Haselnüsse
oder Sesam-Samen
evtl. etwas abgeriebene Schale von ungespritzter Zitrone

Dörrfrüchte in kleine Stücke schneiden und in Wasser oder Apfelsaft am Vorabend einweichen. Das Einweichwasser soll die Früchte nur knapp bedecken. Weizenkörner 24 Std., Schrot und Sonnenblumenkerne 2 Std. oder über Nacht einweichen.
Am Morgen alles gut mischen und die restlichen Zutaten beifügen.
Das fertige Kernmüesli soll nur wenig durchfeuchtet sein, so dass es zum guten Kauen anregt.
Es kann vor dem Servieren auch ein grob geriebener Apfel und Joghurt oder Sauermilch beigefügt werden (Variation nach Kollath).

Maximum-Mischung
50 g Rahmquark oder Magerquark
1 dl Sauermilch oder Joghurt
oder Vorzugsmilch
1 Teel. Weizenkeimöl oder
Linosan-Leinöl
1 Teel. Honig oder Birnensaft (Birnel)
1 Essl. Frischkornflocken (Hafer, Weizen, Hirse, Soja oder Flockenmischung)

Diese Zutaten gut mischen, dann wahlweise weitere Zutaten beifügen:
1 Teel. geschrotete Leinsamen
1 Teel. Sonnenblumenkerne
1 Essl. Weizenschrot
1 Teel. Weinbeeren oder Korinthen
1 Teel. Pinienkerne oder Baumnüsse
oder Mandeln
evtl. etwas abgeriebene Schale von ungespritzter Zitrone

Leinsamen, Sonnenblumenkerne und Weizenschrot in Apfelsaft einweichen. Alles mischen und langsam essen. Gut kauen!

Kollath- oder Holle-Frischkorn-Frühstück
3 Essl. (gehäufte) Frischkornflocken
Vollmilch, Sauermilch oder Joghurt nach Belieben
Weinbeeren oder Honig nach Geschmack
1 Apfel, grob gerieben
100 g frische Beeren oder
Steinobst, fein geschnitten
1 Essl. gemahlene Haselnüsse

Flocken mit Milch oder Joghurt anfeuchten, mit Honig oder Weinbeeren süssen. Früchte dazugeben und gut mischen, die Nüsse darüberstreuen.

Gekeimte Getreidekörner
Besonders hoher Gehalt an Vitamin E- und B-Gruppe. Wirken allgemein kräftigend.

1. Tag, abends: Körner im Sieb unter dem fliessenden Wasser waschen, in ein Schüsselchen geben. Mit Wasser überdecken. Zimmertemperatur, Ofennähe.
2. Tag, morgens: Abspülen und auf flachem Teller trocken ausbreiten. Zimmertemperatur, Ofennähe.
abends: In das Schüsschen geben und mit Wasser überdecken. Zimmertemperatur, Ofennähe.
3. Tag, morgens: Abspülen und auf dem Teller trocken ausbreiten.
abends: In das Schüsselchen geben und mit Wasser überdecken. Zimmertemperatur, Ofennähe.
Am 4. Tag sollten die Körner 1–2 cm lange Keime entwickelt haben und sind so genussbereit.

Einfacher ist die Zubereitung gekeimter Getreidekörner in den praktischen Keimapparaten, die in verschiedenen Grössen erhältlich sind.

Gekeimte Getreidekörner eignen sich zur Zubereitung von Müesli, aber auch als Zulage zu Salaten und Rohgemüse.

Linomel-Müesli nach Dr. Johanna Budwig
1 Teel. Honig
2 Essl. Milch, leicht temperiert
1–2 Essl. Leinöl
50–100 g Magermilchquark
2–3 Essl. Linomel (Leinsaat-Honig-Granulat, im Reformhaus erhältlich)
150–200 g frische Früchte je nach Saison
1 Essl. Sonnenblumenkerne oder geriebene Mandeln oder Haselnüsse

In ein Schüsselchen 2–3 Essl. Linomel geben, darüber die zerkleinerten Früchte, evtl. bereichert mit aufgeweichten Rosinen, Sultaninen oder Weinbeeren.
Honig, Milch und Leinöl mit dem Mixer oder Schwingbesen mischen, portionenweise den Quark beifügen und alles zu einer sämigen glatten Creme rühren.
Diese Sauce über die Früchte geben und die Sonnenblumenkerne oder geriebenen Nüsse darüberstreuen.

Frischkornbrei nach Dr. Bruker (1 Person)
3–4 Essl. Getreide pro Person (z.B.: Weizen, Hafer, Roggen, Amaranth, Gerste, Hirse oder Emmer, einzeln oder gemischt) mit Getreidemühle oder Kaffeemühle bzw. Smoothie-Mixer frisch gemahlen.
(Den Frischkornbrei am Vortag ansetzen und 5 bis 12 Stunden quellen lassen)
1 Teel. Zitronensaft
½ Teel. Honig
1 Teel. Rahm (evtl. Soyarahm) kann auch weggelassen werden
1 Essl. gemahlene Nüsse
1 Apfel

Frisch geschrotete Getreidekörner mit Wasser übergiessen und 5–12 Stunden einweichen (so viel Wasser zugeben, dass nach der Einweichzeit kein Wasser abgegossen werden muss).
Zitronensaft und Honig zugeben
Apfel hineinreiben und sofort untermischen
1 Teel. Rahm (oder Sesamrahm) zugeben
Klein geschnittene Früchte und gemahlene Nüsse darübergeben.

Kleine Trockenmischung
1 Essl. Weizenkeime
1 Essl. Weinbeeren
2 Essl. geriebene Haselnüsse

Alles gut mischen. Langsam essen, dabei gut einspeicheln und gründlich kauen.

Rohgemüse und Salate

Bei der Zubereitung von Rohgemüse und Salaten beachte man drei Punkte:

1. Frische und Qualität
Für die Diät bei Kopfschmerzen und Migräne (wie übrigens auch für alle anderen Diäten und eine vollwertige Alltagsernährung) sollen nur sonnengereifte, biologisch

gezüchtete Gemüse und Salate verwendet werden. Sie sind nicht nur gesundheitlich, sondern auch geschmacklich am besten. Heute ist das Angebot aus biologisch geführten Betrieben mit Qualitätsgarantie sehr gross; auch in Supermärkten wird Biogemüse angeboten. Natürlich ist es besonders schön, Gemüse und Salate aus dem eigenen Garten zu gewinnen. Kräuter und Tomaten lassen sich auch auf dem Balkon ziehen. Man wähle junge, zarte Blattsalate und Wurzelgemüse, nicht gebleicht, ohne welke Blätter oder angefaulte Strünke. Für eine Heildiät ist es besonders wichtig, nur ganz frische und qualitativ erstklassige Pflanzen zu verwenden. Rohgemüse werden direkt vor dem Essen zubereitet und immer sofort mit der Sauce vermischt. Beim Stehenlassen an der Luft nimmt der Vitamingehalt der zerkleinerten Gemüse und Salate deutlich ab.

2. Gute Reinigung
Biologisch und ohne Jauchedüngung angebaute Gemüse enthalten keine Wurmeier. Trotzdem müssen alle frischen Pflanzen gründlich und sorgfältig gereinigt werden. Dabei ist zu bedenken, dass wasserlösliche Substanzen wie Vitamin C, Vitamine der B-Gruppe und Mineralstoffe im Wasser ausgelaugt werden.

3. Harmonische Zusammenstellung
Jeder Salatteller soll wenn möglich aus dem Dreiklang: Wurzel-Frucht-Blatt bestehen. Besonders grüner Blattsalat gehört in der Heildiät immer dazu. Bei den Saucen ist Abwechslung für die verschiedenen Zutaten der Rohkost erwünscht. Ein farblich schön zusammengestellter Salatteller erfreut nebst dem Gaumen auch das Auge und regt den Appetit an. Kleine Garnituren aus Kräutern, Radieschen, jungen Karotten oder Oliven machen das Rohgemüsegericht noch farbenfroher und festlicher. Die Dreizahl sollte jedoch im Alltag pro Mahlzeit nicht überschritten werden; ein übertriebenes Vielerlei kann die Verdauung stören.

Reinigung der Blattgemüse
Bei Kopfsalat, Endivien, Lattich, Eisberg und ähnlichen Grünblattsalaten, bei Weisskraut, Kohl und Rotkraut usw. die Blätter auseinandernehmen und einzeln unter dem laufenden Wasser sorgfältig reinigen. Mehrere Male nachspülen und gut ausschwingen.
Kleinblättrige Salate wie Feld-(Nüssli-) und Schnittsalat, Spinat, Löwenzahn, Kresse, Rucola, Cicorino und Rosenkohl mehrmals in kleinen Portionen durchspülen, Würzelchen und zähe Stiele entfernen.
Chicorée und Cicorino halbieren, äussere Blätter entfernen und gut durchspülen.

Reinigung der Wurzelgemüse
Sellerie, Karotten, Rettich, Radieschen, Randen, Kohlrabi, Schwarzwurzeln. Mit einer Bürste unter dem laufenden Wasser reinigen, schälen und sofort in die fertige Sauce raffeln oder hobeln und gut mischen, damit die Gemüse ihre frische Farbe nicht verlieren.

Reinigung der Gemüsefrüchte
Tomaten waschen und in Schnitze oder Scheiben schneiden. Gurken schälen und kleinschneiden oder hobeln. Biologisch gezogene junge Gurken brauchen nicht geschält zu werden.
Für Salate nur junge, zarte Zucchetti verwenden, gut waschen, nicht schälen, in Ringe oder Stäbchen schneiden.
Grüne und gelbe Peperoni (Paprikaschoten) sind weniger scharf als die roten. Waschen, halbieren, Kerne entfernen und kleinschneiden. Leider stammen heute Peperoni fast ausschliesslich aus Hors-sol-Anbau.
Blumenkohl und Broccoli in grössere Stücke zerlegen, rüsten und gründlich unter laufendem Wasser reinigen.
Stangensellerie waschen, schälen, zähe Teile wegschneiden.
Lauch und Fenchel halbieren, rüsten und unter der Brause waschen.

Salatsaucen

Die Mengenangaben sind für 1 Person berechnet. Da im Allgemeinen viel zu viel Salz genossen wird, was sich nachteilig für die Gesundheit auswirkt – besonders auch bei Migränepatienten – werden alle Saucen für Salate und Rohkost salzlos zubereitet. Statt Salz verwenden wir frische Küchenkräuter, Zwiebeln, Sojaprodukte (z.B. Miro), Kelpamare, evtl. gepressten Knoblauch.

Zubereitung der Rohkost mit der Sauce
Wichtig ist, dass immer zuerst die Sauce für die Salate und Rohgemüse hergestellt wird, um dann die sorgfältig gewaschenen Blätter oder Wurzeln direkt in die Sauce zu reiben, zu hobeln oder zu schneiden und sie sofort mit der Sauce zu vermischen. Auf diese Weise wird eine Wertverminderung durch Einwirkung von Luft-Sauerstoff möglichst vermieden. Dies ist besonders deutlich sichtbar bei geriebenen Äpfeln und Sellerie, die sich ohne Sauce rasch verfärben, aber gemischt mit Sauce schön weiss bleiben. Doch auch angemachte Salate und Rohgemüse sollen nicht lange stehen bleiben, sondern möglichst bald gegessen werden.

Ölsauce
1 Essl. Öl (Raps-, Sonnenblumen- oder Olivenöl aus erster Kaltpressung, Distelöl, Baumnussöl)
1 Teel. Zitronensaft oder biol. Obstessig
evtl. Knoblauch, gepresst
1 Teel. frische oder 1 Messerspitze getrocknete Kräuter

Alle Zutaten vermischen und die Sauce sämig schwingen. Sehr schmackhaft wird die Sauce durch einen Spritzer Sojasauce oder Kelpamare.
Diese klassische Salatsauce passt zu allen Blattsalaten (Kopfsalat, Lattich, Kresse usw.) und Fruchtsalaten (Tomaten, Gurken usw.).

Quark-Joghurtsauce
(bei fettarmer Diät)
1 Essl. Magerquark
3 Essl. Joghurt oder Sauermilch
½ Teel. Zitronensaft
frische, feingehackte Kräuter
feingehackte Zwiebel oder
gepresster Knoblauch

Alle Zutaten mit dem Schwingbesen gut vermischen.
Passt besonders gut zu Wurzelgemüsen (Karotten, Sellerie, Rettich usw.).

Joghurtsauce
(für die fettarme Diät)
2–3 Essl. Joghurt
einige Tropfen Zitronensaft
evtl. etwas Zwiebeln, gerieben
evtl. Knoblauch, durchgepresst
1 Teel. frische oder 1 Messerspitze getrocknete Kräuter

Alle Zutaten mit dem Schwingbesen gut vermischen.
Eine erfrischende Sauce zu Kresse oder Spinat, zu Fruchtsalaten (Tomaten, Gurken) und zu Wurzelgemüsen (Kohlrabi, Rettich, Radieschen).

Rahmsauce
(nur wenn keine Fettempfindlichkeit besteht)
2 Essl. Sauerrahm
1 Teel. Magerquark
1 Teel. Zitronensaft
ganz wenig Pfeffer
1 Teel. frische oder 1 Messerspitze getrocknete Kräuter

Mit dem Schwingbesen alle Zutaten gut vermischen. Passt zu fast allen Wurzel- und Fruchtsalaten. Zur Abwechslung kann man den Zitronensaft durch Orangensaft ersetzen, gibt der Rohkost eine neue Note. Zu Sellerie-, Randen- (Rote Bete) oder Chicoréesalat kann man dieser Sauce etwas frisch geriebenen Meerrettich beifügen, schmeckt sehr anregend.

Mandelpüree- oder Sesampüree-Sauce
(vegan)
(Diät ohne tierisches Eiweiss)
1 Essl. Mandel- oder Sesampüree
3 Essl. Wasser
1 Teel. Zitronensaft
evtl. Knoblauch, durchgepresst
1 Teel. frische oder 1 Messerspitze getrocknete Kräuter

Sesam- oder Mandelpüree mit dem Wasser langsam glattrühren und dann die übrigen Zutaten dazugeben.
Diese sehr schmackhafte Sauce passt ausgezeichnet zu Wurzelgemüsen.

Mayonnaise, klassisches Rezept
für 4 Personen:
1 Eigelb
1 Essl. Zitronensaft
2 dl Öl
Zwiebel, Kräuter, wenig Kelpamare

Das Eigelb mit einigen Tropfen Zitronensaft gut zerquirlen. Unter gleichmässigem Rühren mit dem Schwingbesen das Öl tropfenweise beifügen. Wird die Mayonnaise zu dick, mit etwas Zitronensaft verdünnen. Zuletzt nach Belieben würzen.

Für 1 Portion:
1 Essl. Mayonnaise
1 Teel. Zitronensaft
1 Teel. frische oder
1 Messerspitze getrocknete Kräuter

Alles gut vermischen.

Mayonnaise aus Soja-Vollkornmehl statt Ei
(Rezept bei veganer Ernährung und Verbot von tierischem Eiweiss)
(ergibt 6–8 Portionen)
2 Essl. Soja-Vollkornmehl
6 Essl. Wasser
2 dl Öl

Soja-Vollkornmehl und Wasser zu einer glatten Masse verrühren, Öl langsam unter ständigem Rühren mit dem Schwingbesen beifügen.
Die Mayonnaise kann im Kühlschrank ein paar Tage aufbewahrt werden.

Für 1 Portion braucht man:
1 Essl. Mayonnaise
1 Teel. Zitronensaft
evtl. etwas Senf
1 Teel. frische oder 1 Messerspitze getrocknete Kräuter

Alle Zutaten gut vermischen.
Mayonnaise ist eine beliebte Sauce zu vielen Fruchtsalaten und Wurzelgemüsen.

Quark-Salatsauce (für 1 Portion)
(für fettarme Diät)
1 Essl. Magerquark
2 Essl. Joghurt oder Sauermilch
1 Essl. Zitronensaft
Kräuter, frisch oder getrocknet
Zwiebel, fein gehackt oder
Knoblauch, gepresst oder
Reformwürze, salzlos

(Zutaten gut mischen)

Quark-Mayonnaise
1 Essl. Rahm- oder Magerquark
1–2 Essl. Milch
evtl. 1 Eigelb
1–2 Essl. Öl
½ Teel. Diätsenf
1 Teel. Zitronensaft
etwas Kelpamare
viel frische gehackte Kräuter

Quark und Milch glattrühren, evtl. das Eigelb zum Verfeinern zufügen. Öl, Senf und Zitronensaft gut daruntermischen, mit Kelpamare und Kräutern würzen.

Pikante Quarksauce
(wenn keine Fettempfindlichkeit besteht)
1 Essl. Quark
3 Essl. Joghurt oder 1 Essl. Rahm und
2 Essl. Joghurt
1 Teel. Sojamehl oder
1 Eigelb
1 Essl. Zitronensaft
etwas Meerrettich oder Muskat
und Curry
½ Apfel, fein gerieben
Kresse oder Kerbel, gehackt
½ Fruchtkonzentrat oder
Sanddorn

Alle Zutaten gut verrühren oder mixen, die Gewürze nach Geschmack variieren.

Salatsaucen süss-sauer
Zur Abwechslung kann jede Salatsauce durch Zugabe von etwas Obstsaftkonzentrat, Birnendicksaft (Birnel), Honig oder Tomatenpüree süss-sauer abgeschmeckt werden. Auch Sauermilch, verrührt mit Obstsaftkonzentrat oder Birnel ergibt eine fettarme Sauce, die sich gut für Karotten- oder Blattsalate eignet.

Rohgemüse, gemischt
Chicorée mit Tomatenwürfelchen – Ölsauce oder Mayonnaise
Peperoni und Fenchel – Ölsauce
Fenchel, Chicorée und Tomatenwürfelchen – Mayonnaise
Fenchel und Karotten – Rahmsauce
Blumenkohl und Karotten – Rahmsauce
Tomaten und Peperoni – Ölsauce oder Mayonnaise

Diese Mischsalate müssen sehr gut gekaut werden. Bei Übelkeit ohne Sauce reichen.

Tomaten roh, gefüllt
mit Gurken – Ölsauce oder Mayonnaise
mit Sellerie – Rahmsauce
mit Blumenkohl – Rahmsauce

Sellerie-Apfel-Bananen-Rohkost
20 g Quark
3 Essl. Rahm oder Joghurt
Saft von ½ Zitrone
200 g feingewürfelte Äpfel
100 g Bananenrädchen
50 g geriebener Sellerie
einige Walnüsse

Quark mit Rahm oder Joghurt verrühren, die weiteren Zutaten gut damit vermischen, evtl. etwas Joghurt beifügen, falls die Mischung zu trocken ist. Mit einigen Walnüssen garnieren.

Sauerkrautsalat
Sauerkraut ist ein besonders wertvolles Rohgemüse, vor allem im Winter. Es ist roh leichter verdaulich als gekocht und wirkt galletreibend und desinfizierend. Verwenden Sie nach Möglichkeit das salzarme Bio-Sauerkraut. Eine Beigabe von klein geschnittenem rohem Sauerkraut kann Geschmack und Bekömmlichkeit von gedämpftem Sauerkraut wesentlich verbessern. Für einen Salat wird Sauerkraut gelockert und klein geschnitten, mit einigen Kümmelkörnern oder gemahlenem Kümmel, 3–4 zerkleinerten Wacholderbeeren, gehackter Zwiebel und einem in kleine Streifen geschnittenen Apfel oder kleingewürfelter frischer Ananas vermischt. Als Sauce wählt man Ölsauce. Dazu passen besonders gut Nüssli(Feld)-salat und ein rohes Wurzelgemüse.

Gemixte – pürierte Rohgemüse
Schreibt der Arzt „pürierte Kost" vor, so können gewisse Rohgemüse im Mixer zusammen mit der Sauce gemixt werden. Dies als Übergang von saftförmiger zu normaler Rohgemüsenahrung.

Beispiele

1 Tomate 70 g, 1 Handvoll Spinat 30 g, 1 kleine Karotte 70 g, eine Messerspitze Majoran, mit Ölsauce
1 Tomate 70 g, 1 Handvoll Kopfsalat 20 g, 1 kleines Stück Sellerie 20 g, mit Rahmsauce (als Gewürz Liebstöckel)

Randen (rote Bete) 30 g, Zucchetti 40 g, Kopfsalat 20 g, mit Rahmsauce (als Gewürz Dill)
Sellerie 40 g, Karotten 40 g, Spinat 20 g, Mandelpüreesauce (als Gewürz Rosmarin).

Zum Rohgenuss geeignete Gemüse und die dazu passenden Kräuter und Saucen

Gewürze

Frische Wild- und Küchenkräuter sind vitalstoffreich und ermöglichen fein dosiert eine reiche Abwechslung in Geschmack und Duft der Speisen und Rohsalate, sie regen Appetit und Verdauungssekretion an. Auch gehackte Zwiebeln, Knoblauch, geriebener Meerrettich, Ginger, Kardamom, Kelpamare und Sojawürzen (z.B. Miso) aus dem Reformhaus bereichern die Gerichte an wertvollem Gehalt und Aroma. Scharfe Gewürze wie Senf, Chili, Pfeffer, Curry sollen nur in kleinen Mengen verwendet werden, denn zu starke Reize auf die Verdauungssäfte können Durst, Übelkeit, Magenbrennen, Verdauungsbeschwerden und Kopfweh verursachen.

Vorschläge für passende Saucen zu Salaten und Rohgemüse			
Kopfsalat	nicht zerkleinern	Ölsauce	Schnittlauch, Zwiebel
Schnittsalat	nicht zerkleinern	Ölsauce	Schnittlauch, Zwiebel
Endivien	1 cm breite Streifen schneiden	Ölsauce	Zwiebel, Petersilie
Feldsalat	nicht zerkleinern	Ölsauce	Zwiebel, Petersilie
Kresse	nicht zerkleinern	Joghurtsauce	Schnittlauch
Spinat	½ breite Streifen schneiden	Joghurtsauce	Pfefferminze
Kohlsalate: Weisskraut, Sauerkraut, Rosenkohl, Wirsing	hobeln, in feine Streifen schneiden	Ölsauce oder Nussdressing	Liebstöckel, Thymian, Bohnenkraut, Kümmel
Tomaten	in Scheiben oder Würfel schneiden	Ölsauce oder Joghurtsauce	Basilikum, Thymian, Origano
Gurken	hobeln	Ölsauce	Dill
Fenchel	mit Messer fein schneiden	Rahmsauce oder Ölsauce	Dill, Schnittlauch, Petersilie
Peperoni	in feine Streifchen schneiden	Ölsauce oder Mayonnaise	Schnittlauch
Rettich	hobeln oder raffeln	Quarksauce	Schnittlauch, Petersilie
Radieschen	hobeln oder fein schneiden	Joghurtsauce	Schnittlauch, Petersilie
Stangensellerie	fein schneiden	Ölsauce oder Mandelpüreesauce	Schnittlauch, Thymian
Zucchetti	auf grober Raffel raffeln oder in Scheiben schneiden	Ölsauce oder Mandelpüreesauce	Dill, Borretsch, Basilikum
Rübchen	fein raffeln	Joghurt- oder Orangensauce	Schnittlauch, Liebstöckel
Sellerie	fein raffeln	Nussdressing	Ingwer

Vorschläge für passende Saucen zu Salaten und Rohgemüse			
Randen (Rote Bete)	fein raffeln	Rahmsauce	Meerrettich
Blumenkohl, Broccoli	Röschen kurz abschneiden, Storzen raffeln	Knoblauchsauce	Schnittlauch
Chicorée	1 cm breite Streifen schneiden	Rahmsauce	Estragon, Petersilie
Topinambur	raffeln	Mayonnaise	Majoran, Thymian
Kohlrabi	hobeln oder raffeln	Joghurtsauce oder Nussdressing	Thymian, Liebstöckel
Rotkraut	hobeln oder fein schneiden	Mandelpüreesauce	etwas geraffelter Apfel, Kümmel, Liebstöckel

Schnittlauch, Petersilie und Zwiebeln können nach Geschmack und mit Mass jedem Rohgemüse zugefügt werden.

Milcharten

a) Pflanzenmilch

Mandelmilch und Mandelrahm
(für 1 Portion)
ist eine wertvolle, kalorienreiche, vegetabile Eiweiss-Fett-Nahrung. Sie wirkt entschleimend und beruhigend.
1 Essl. Mandelmus
1 Teel. Honig oder Birnendicksaft (Birnel)
1 ½ dl Wasser oder Orangensaft
für Mandelrahm: 1 dl Wasser

Mandelmus und Honig mit dem Schneebesen verrühren und das Wasser zuerst tropfenweise zufügen, bis eine glatte weisse Creme entsteht. Dann mit Wasser oder Obstsaft auffüllen. Für Mandelrahm entsprechend weniger Flüssigkeit nehmen.

Mandelfrappée (für 1 Portion)
1 Essl. Mandelmus
1 Teel. Honig oder Birnensaft (Birnel)
½ dl Wasser
1 dl Orangensaft oder Fruchtmark
Anrühren, wie oben beschrieben. Durch Verwendung von Orangen- oder anderem Obstsaft wird eine leichte Eindickung erreicht.

Sesammilch (für 1 Portion)
1 Essl. Sesampüree
2 dl Wasser
1 Teel. Zitronensaft
1 Teel. Honig oder Birnendicksaft (Birnel)
Anrühren, wie oben beschrieben.

Sesamrahm
Ensprechend weniger Flüssigkeit nehmen

Sesamfrappée
Wie Mandelfrappée.

b) Kuhmilch

Vollmilch
Bio-Vorzugsmilch, roh getrunken, ist ein hochwertiges Nahrungsmittel ersten Ranges. Im Winter soll sie nur leicht erwärmt, nicht gekocht werden. Wenn nicht erhältlich, pasteurisierte, pulverisierte Vollmilch oder ungezuckerte Kondensmilch verwenden.

Magermilch
Entrahmte Milch, im Haushalt selbst abgerahmt oder in den Lebensmittelgeschäften im Tetrapack oder pulverisiert erhältlich, ist für fettlose Diät sehr zu empfehlen, denn Magermilch enthält wertvolles Milcheiweiss, Milchzucker und Mineralstoffe.

Molke
ist frisch aus der Molkerei oder pulverisiert, erhältlich. Molke ensteht als Rückstand bei der Käsezubereitung. Sie enthält Milchzucker, Mineralstoffe (Kalzium, Natrium, Kalium) und hochwertige Eiweissbestandteile (Albumine). Bei Fastenkuren dient sie als Abwechslung zu Fruchtsäften. Im Handel pulverisiert als Kurmolke erhältlich.

Buttermilch
ist der Rückstand nach Butterzubereitung. Sie enthält alle Milchbestandteile (ausser Fett) und ist frisch aus der Molkerei oder in Reformhäusern, angesäuert oder pulverisiert, erhältlich. Buttermilch ist leicht verdaulich und kalorienarm, sie wirkt heilend auf Darminfektionen und ist im Sommer ein sehr erfrischendes Getränk.

Joghurt
wird hergestellt durch Impfung von erwärmter Milch mit Milchsäurebazillen (Azidophilus). Es ist eine vollwertige Milchnahrung und leicht verdaulich, weil bereits angesäuert. Im Grossverteiler und in Reform- und Bioläden gibt es sehr verschiedene, teils qualitativ hochstehende Marken. Vorzuziehen sind die Joghurts nature, die süssen Joghurts mit den Zusätzen von Früchten, Schokolade, Kakao usw. enthalten sehr viel Zucker.

Kefir
ist ein moussierendes Sauermilchgetränk, hergestellt aus Hefepilzen in Verbindung mit Milchsäurebakterien. Sie verleihen dem Getränk einen angenehm säuerlichen und prickelnden Geschmack. Kefir enthält wertvolle Milchbestandteile und natürliche Kohlensäure.

Sauermilch
entsteht durch Stehenlassen von süsser Milch während der warmen Jahreszeit unter Einwirkung von Milchsäure-Bazillen aus der Luft. Durch Zucht von speziell hochwertigen Bazillen für die Impfung von teilweise entrahmter Milch gibt es im Handel (Reform- und Bioläden) eine hervorragende Sauermilch. Sie ist besonders im Sommer sehr bekömmlich und hochwertig. Wie Joghurt kann sie naturell oder gemischt mit frischen Früchten genossen werden.

Meerrettichmilch (für 1 Portion)
Man mixt einen kleinen zerkleinerten Apfel und ein Stückchen Meerrettich, das je nach Geschmack (und Schärfe) 2–3 cm lang sein kann, mit frischer Milch, füllt weiter mit roher Vorzugsmilch bis ca. 1½ dl auf und serviert dieses Getränk unmittelbar vor dem Essen oder am frühen Morgen als Anregung des Appetits. Als Erfrischungsgetränk für Kranke sehr geeignet.

Milch-Frappées (Shakes) oder Joghurt-Frappées (für 1 Portion)
Aus frischer Milch und Früchten lassen sich im Mixer köstliche und hochwertige Getränke herstellen, wobei die Milch, trotz der Verbindung mit Fruchtsäuren, nicht gerinnt, sondern nur leicht eindickt. 2 bis 4 dl rohe Vorzugsmilch oder, wo nicht erhältlich, pasteurisierte oder pulverisierte Milch werden mit 100 bis 200 g frischen Beeren, zerkleinertem Steinobst oder 1dl Saft von Zitrusfrüchten oder 2 Essl. Sanddornsirup oder Hagebuttenmus gemixt.
Zum Süssen fügt man etwas Honig, Birnendicksaft (Birnel) oder ½ frische Banane bei.
Anstelle von süsser Vollmilch können wohlschmeckende und noch leichter verdauliche Frappées mit Butter- oder Sauermilch oder mit Joghurt und Früchten gemixt werden.

Bei erwünschter Gewichtsabnahme verwendet man entrahmte Frischmilch oder Pulvermilch und füllt evtl. nach dem Mixen mit Mineralwasser auf, wodurch ein erfrischendes, kalorienarmes Getränk

entsteht. Ohne den Nährwert wesentlich zu erhöhen, kann man das Frappée durch Zusatz von 2 Essl. pulverisierter Magermilch oder ungezuckerter Kondensmilch sämiger und wohlschmeckender machen. Untergewichtige reichern das Getränk mit etwas Rahm, Rahmquark oder einem Eigelb an. Der Nährwert kann auch durch Zusatz von 1 Essl. Sojamilch oder Weizenkeimen erhöht werden.
Es macht Spass, immer neue Zusammenstellungen auszuprobieren. So lassen sich zur Abwechslung aus Sauermilch oder Joghurt nach persischer Art mit viel feingeschnittenen Kräutern, besonders Dill und Schnittlauch, etwas Zitronensaft, einer Spur Meersalz, geriebener Gurke, feinen Tomaten- oder Melonenwürfelchen, appetitanregende, herbe Getränke mischen, die oft besser erfrischen und zuträglicher sind als die süssen Frappées.

Getränke zur Stärkung (für 1 Portion)
1 Essl. Leinsamen
1 Essl. Mandelpüree
1 Glas Apfelsaft
oder 1 Glas Orangensaft
1 Teel. Weizenkeime
evtl. 1 Teel. Honig
evtl. etwas Zitronensaft
1 Essl. Sanddornsirup
oder Hagebuttenmus
1 Essl. Weizenkeime

Leinsamen schroten und 20 Min. in Wasser oder Apfelsaft quellen lassen. Dem Mandelpüree zuerst nur tropfenweise Wasser unter tüchtigem Schlagen zugeben. Sobald eine weisse Crème entstanden ist, mit Apfelsaft oder Orangensaft auffüllen. Weizenkeime und Leinsamen beifügen, nach Belieben mit etwas Honig süssen und mit Zitronensaft würzen.

oder

1 Essl. Sesampüree
1 Essl. Obstsaftkonzentrat
2 dl Apfelsaft
oder ein anderer Fruchtsaft
1 Essl. geriebene Mandeln
evtl. etwas Honig

Sesampüree anrühren wie Mandelpüree, mit Apfel- oder anderem Fruchtsaft aufgiessen, gut mischen. Mandeln beifügen und mit Honig süssen.
Wer Sauermilch liebt, kann zur Abwechslung mit Sauermilch, Joghurt oder Buttermilch aufgiessen. Ein kleines Glas dieses Stärkungsgetränks enthält wertvollste Nährwerte. Bei Müdigkeit und schlechtem Appetit mag ein solches Getränk ausnahmsweise statt einer Mahlzeit genügen.

Butter, Pflanzenfette und Öle

In der Bircherküche verwenden wir für die Rohkost ausschliesslich kaltgepresste Öle sowie Mandel- und andere Nusspürees, für die Zubereitung gekochter Nahrung auch sparsam frische Butter und Pflanzenfette. Pflanzenöle sollen grundsätzlich nicht erhitzt werden, da sich dadurch die ungesättigten Fettsäuren in gefährliche Radikale umwandeln können.

Frische Butter
zum Verfeinern der Gerichte.

Reform-Pflanzenmargarine und Reform-Speisefette
(in der Schweiz z.B. Nussella, Becel, Olima, in Deutschland Vitaquell, Eden) sind Pflanzenfett-Emulsionen aus natürlich festen, also ungehärteten Fetten wie Kokosöl oder Palmkernöl in Verbindung mit einem höchstmöglichen Anteil flüssiger Öle und Keimöle, insbesondere Sonnenblumen- oder Olivenöl.

Nussmus und Mandelpüree
besitzen einen sehr feinen nussähnlichen Geschmack. Vielseitig auch als Schonkost verwendbar oder anstelle von frischer Butter oder Pflanzenmargarine zu Gemüsen, Kartoffeln, Reis, Teigwaren.

Sonnenblumenöl kaltgepresst, Maiskeimöl, Distelöl, Leinöl, Olivenöl kaltgepresst biologisch schonend behandelt, reich an ungesättigten Fettsäuren, sind sie für die meisten Menschen leichter verdaulich als erhitzte Butter. Die Pflanzenöle sollen aber, wie erwähnt, nicht erhitzt werden, da sich dabei gefährliche Radikale entfalten können. Leinöl hat einen sehr ausgeprägten Geschmack und eignet sich, mit etwas Zitronensaft vermischt, nur für gewisse Rohgemüse und für das Linomel-Müesli (s. Rezept Seite 94). Hingegen ist es als Kur besonders zu empfehlen: 2 × 2 Essl. pro Tag; Öl nie offen stehen lassen, sondern gut verschlossen im Kühlschrank aufbewahren. Ein Zusatz von Zitronensaft schützt vor Oxydation.

Schonendes Kochen und Dämpfen

Heute wird kaum eine Hausfrau oder Berufstätige auf den Dampfkochtopf verzichten wollen. Zeitsparend und erst noch gesünder – wer möchte sich diese Vorteile entgehen lassen!

Vor allem bei den Suppen lohnt sich der Einsatz des Dampfkochtopfs bei praktisch allen Rezepten. Die Kochzeit beträgt nur ⅓ bis ¼ der normalen Kochzeiten. Auch bei vielen Gemüse- und Kartoffelrezepten kann man im Dampfkochtopf schonend dämpfen und erhält in viel kürzerer Zeit Gerichte, deren Farbe, Aroma, Vitamine und Nährstoffe erhalten bleiben. Übrigens kann man bei Gemüse (nicht bei Kartoffeln) die Kochzeiten auch beim konventionellen Dämpfen nach Wunsch verkürzen, wenn man die Gemüse knackiger, „mit Biss“ liebt.
Bei Getreidespeisen ist der Einsatz des Dampftopfes bei Sorten mit langen Kochzeiten (z.B. grobem Mais) empfehlenswert, nicht aber bei Teigwaren.

Eier

Ein Migränepatient soll vorerst keine Eier essen, später, bei guter Erholung, nicht mehr als zwei pro Woche.
Bei Übelkeit sind Eier zu meiden. Man verwende nur frische Bio-Eier aus Freilandhaltung, roh als Trinkeier nur, wenn man sie direkt vom Bauernhof bekommt, sonst weichgekocht, pochiert oder als Bindemittel in Cremen, Frappées und Mayonnaisen. In dieser Form kommt der Vitamin- und Mineralgehalt des Eigelbs am besten zur Wirkung. Rohes Eigelb ist galletreibend und darf daher genossen werden, bevor das Vollei gegessen wird. Bei Verstopfung ist das Ei als Fäulnis-Förderer nicht zu empfehlen. Eiereiweiss in grösseren Mengen hat eine ungünstige Wirkung auf das Dickdarmmilieu, gekochte Eier sind eine Leberbelastung.

Quark- und Käsegerichte

Käsesorten

Weisskäse, vollfett oder mager
Quark, Gervais, Rahmkäse, Frischbrie, Gala, Petit Suisse u.a.
Weisskäse ist leicht verdaulich und günstig für das Darmmilieu wegen seines Milchsäuregehaltes. Er enthält reichlich Kalzium und hochwertiges Kasein-Eiweiss. Als Brotaufstrich, zu Schalenkartoffeln und als ideale Grundlage zu Früchtespeisen ist Weisskäse ein wichtiges und wertvolles Nahrungsmittel, das durch seine vielseitige Verwendungsmöglichkeit nie verleidet. Statt Quark können auch die anderen Weisskäse genossen werden, doch sind Mager- und Rahmquark besonders preisgünstig. In manchen Gegenden der Schweiz ist auch Rohziger erhältlich, den man wegen seines hohen Albumingehaltes und seiner vielseitigen Verwendbarkeit sowie wegen seiner Preiswürdigkeit besonders empfehlen kann.

Weichkäse, vollfett, halbfett, mager
Camembert, Bel Paese, Limburger, Gorgonzola u.a.
Weichkäse sind salzhaltiger und schwerer verdaulich als Weisskäse, aber appetitanregend und zur Abwechslung beliebt als Brotaufstrich und zu Schalenkartoffeln.

Hart- und Schnittkäse, vollfett, halbfett, mager
Emmentaler, Tilsiter, Appenzeller, Parmesan, Sbrinz u.a.
Diese Käse sind kräftig im Geschmack, würzig, appetitanregend und kalorienreich, aber salzhaltiger und schwerer verdaulich als die Weich- und Weisskäse. Wenn sie nicht bei Migräne ärztlich verboten sind und massvoll verwendet werden, sind sie eine Abwechslung zu Vollkornbrot oder als Würz-Zusatz- und Streumittel zu verschiedenen Speisen.

Quark-Mayonnaise (für 1 Portion)
100 g Rahmquark
1–2 Essl. Milch
evtl. 1 Eigelb
1–2 Essl. Öl
1 Teel. Diätsenf
1 Teel. Zitronensaft
etwas Kelpamare
viel frische gehackte Kräuter

Quark, Milch, Eigelb und Öl glattrühren, die restlichen Zutaten beifügen und gut mischen.

Quark-Früchtecremen und Früchtespeisen (für 4 Portionen)
Eine Früchte-Quarkspeise als Nachtisch ergänzt eine aus Gemüse, Kartoffeln oder Vollgetreide bestehende Hauptmahlzeit in idealer Weise durch ihren Gehalt an wertvollem Milcheiweiss. Quark-Cremen übertreffen andere Süssspeisen durch ihre Frische, leichte Verdaulichkeit und Hochwertigkeit. In immer neuen Variationen lässt sich Magerquark oder Rahmquark mit Beeren, passierten Früchten oder Fruchtsäften mischen, wobei einige schöne Beeren oder Fruchtschnitze als Garnitur dienen.
Gesüsst werden diese Nachspeisen mit Vorzug anstelle von Zucker mit Birnendicksaft (Birnel), Honig oder einer schaumig geschlagenen Banane.

Quarkmasse
Zu dieser Masse können beliebig frische Früchte ganz, zerdrückt oder als Saft beigemischt werden.
250 g Rahmquark oder Magerquark mit Milch oder Joghurt nach Bedarf glattrühren.
Zum Süssen 2 Essl. Birnendicksaft (Birnel) oder Honig beifügen.

Leichte Quark-Klösse (Schneebälle)
(4 Portionen)
400 g Magerquark
200 g Rahmquark
2 Eier
1 Prise Meersalz
60 g Mehl
60 g Griess
3 l Wasser, gesalzen

Nacheinander Eier, Mehl und Griess dem Quark beimengen und gut verrühren. Salzen. Wasser zum Kochen bringen. 2 Essl. ins heisse Wasser tauchen und von der Quarkmasse grosse Klösse abstechen. Beim Einlegen darf das Wasser nicht zu stark kochen, sonst zerfallen die Klösse. Zuerst einen Probeknödel einlegen und, wenn nötig, noch etwas Griess unter die Masse mischen. Bei schwacher Hitze zuerst 5 Min. offen, dann 5 Min. zugedeckt sieden lassen. Danach die Pfanne beiseite stellen, jeden Kloss einmal umwenden und zugedeckt nochmals 10 Min. ziehen lassen. Dabei gehen die Knödel stark auf.
Diese Klösse schmecken ausgezeichnet in viel Tomatensauce oder mit Zwetschgen- oder Aprikosenkompott:
20 g zerlassene Butter
2 Essl. Paniermehl
etwas Fruchtzucker

Paniermehl in der Butter rösten, die Knödel darin wenden, mit Fruchtzucker bestreuen und zum Kompott servieren.

Quark-Auflauf (für 4 Portionen)
40 g Butter
4 Essl. Mehl
1 Prise Meersalz
3 dl Milch, heiss
500 g Quark
2 Eigelb
3 Essl. Honig
40 g Rosinen
evtl. 2 Essl. Mandeln, gerieben
etwas Zitronenschale, gerieben
evtl. 4 Essl. Rahm
2 Eiweiss

Butter und Mehl zusammen dünsten, salzen. Die heisse Milch beifügen und einige Minuten kochen. Dann abkühlen lassen und alle Zutaten daruntermischen. Falls die Masse zu fest ist, den Rahm beifügen, zum Schluss die steifgeschlagenen Eiweiss darunterziehen. 40 Min. bei schwacher Hitze backen und sofort servieren.

Quark-Leinölspeise (nach Dr. Budwig)
(für 4 Portionen)
300–400 g Rahmquark
oder Magerquark
oder eine Mischung von beiden
2 Essl. Leinöl
2 Essl. Milch oder Joghurt
1 Prise Kräutersalz

Alle Zutaten gut vermischen. Je nach weiteren Zutaten ergeben sich eine rote, eine grüne oder eine süsse Quarkspeise.
Rot: Tomatenpüree oder Tomatenmark
Grün: fein gehackter, roher Spinat oder frische Kräuter
Süss: Saft von 2 Orangen, garniert mit Bananen- und Orangen-Rädchen und evtl. mit Birnendicksaft (Birnel) gesüsst.

Quark-Aufstrich für Brötchen oder als Beilage zu Schalenkartoffeln
Grundmasse (für 4 Portionen):
300–400 g Rahmquark
oder Magerquark
oder eine Mischung von beiden
wenn nötig, etwas Milch
Alle Zutaten glattrühren

Zugaben für eine würzig Masse
a) fein gehackte Kräuter, Zwiebeln oder Knoblauch etwas Kümmel, 1 Prise Kräutersalz. Garnitur: Tomatenscheiben oder geschnittene Radieschen
b) sehr viel Schnittlauch, eine Weile durchziehen lassen, eine Prise Kräutersalz
c) geriebene Rohgemüse (Karotten, Sellerie, Rettich, Gurken u.a.), würzen je nach Gemüse
d) geriebene Nüsse oder Mandeln, Zitronensaft, 1 Prise Meersalz. Garnitur: Schnittlauch

Zugaben für eine süsse Masse
a) 2 Essl. Honig, 1 Teel. Zitronensaft. Garnitur: halbierte Baumnüsse
b) 2 Essl. Obstsaftkonzentrat oder Birnendicksaft (Birnel). Garnitur: Beeren, Fruchtschnitze

Spinat-Quark oder Frühlings-Quarkspeise (für 4 Portionen)
300–400 g Rahmquark oder Magerquark
oder eine Mischung von beiden
evtl. 4 Essl. Milch zum Glattrühren
2 Essl. Mandelpüree
4 Essl. Zitronensaft
4 Tassen junger, roher Spinat, fein gehackt

Alle Zutaten gut vermischen und, wenn vorhanden, zusätzlich wahlweise: einige Sauerampferblätter, Pfefferminz, Kresse, Kerbel oder ein wenig Liebstöckel oder Basilikum, Muskat oder Thymian sowie 1 Prise Meersalz beifügen.

Suppen

Die Rezepte sind für 1 Person berechnet

In den folgenden Suppen- und Gemüserezepten wird sehr viel Gemüsebrühe verwendet. In einem kleinen Haushalt lohnt es sich jedoch nicht, täglich frische Gemüsebrühe zuzubereiten. Stattdessen kann man gewöhnliches Wasser und zum Würzen vegetabile Gemüsebouillonwürfel (auch salzfrei) oder -pasten verwenden. Rahm verfeinert Suppen und Gemüse, man kann aber meist auch Milch verwenden. Rahm und Kräuter werden erst beim Anrichten dazugegeben. Eine kleine Zugabe von Sojamehl bereichert die Suppe an wertvollem Eiweiss.
Wenn eine Weizenallergie besteht, soll das in den Rezepten angegebene Vollkornmehl durch Reis-, Hirse- oder Hafermehl ersetzt werden.

Gemüsebrühe
(als einzige Ausnahme ist dieses Rezept für 4 Personen berechnet)

1 Essl. Reform-Pflanzenfett
1 Zwiebel
2 Karotten
1 kleiner Sellerie (150 g)
Kohl, Mangoldblätter
1 Lauchstengel
3–4 l Wasser
½ Lorbeerblatt
1 Prise Meersalz
Liebstöckel, Basilikum oder andere, vorzugsweise frische oder getrocknete Kräuter

Zwiebel mit der braunen Schale halbieren und Schnittfläche im heissen Fett goldgelb rösten. Die kleingeschnittenen Gemüse beifügen und mindestens ¼ Std. zugedeckt auf kleiner Flamme dämpfen. Mit dem Wasser ablöschen und 2 Stunden auf kleiner Flamme kochen. Nach Belieben würzen.

Gemüsebouillon
3 dl Gemüsebrühe
evtl. wenig Kelpamare
10 g Nussmus oder Reform-Pflanzenfett
Petersilie, Schnittlauch, frischgehackte Kräuter

Die nach obigem Rezept zubereitete Gemüsebrühe über Nussmus oder Pflanzenfett und Kräuter anrichten. Evtl. mit Kelpamare nachwürzen.

Griessklösschen
10 g Butter
1½ Essl. feiner Griess
½–1 Ei
1 Prise Salz
Majoran, Muskat
6 dl Gemüsebrühe

Die Butter schaumig rühren. Griess und Ei mit der Butter gut vermengen, Salz und Gewürze beifügen und ½ Stunde ruhen lassen. Mit einem Kaffeelöffelchen Klösschen formen, diese in die kochende Gemüsebouillon geben und 15 bis 20 Minuten leicht ziehen lassen.

Reissuppe, klare
½ Essl. Reform-Pflanzenfett
etwas gehackte Zwiebel
1 kleine Karotte
etwas Sellerie und Lauch
1 Essl. Reis
1 Prise Salz
6 dl Gemüsebrühe
Schnittlauch
evtl. etwas geriebenen Parmesan (bei strenger Diät weglassen)

Zwiebel, feingeschnittene Gemüse und Reis zusammen dämpfen. Heisse Gemüsebrühe zufügen und 15–20 Minuten kochen. Über feingeschnittenen Schnittlauch, Parmesan und Pflanzenfett anrichten.

Reissuppe, gebundene
½ Essl. Reform-Pflanzenfett
etwas Sellerie
1 kleine Karotte
etwas Lauch
1 Essl. Reis
½ Essl. Vollkornmehl
6 dl Gemüsebrühe oder Wasser
Liebstöckel, Petersilie, Basilikum, Majoran
evtl. wenig Sojasauce
½ Essl. Rahm oder Sesam-Rahm (Rezept Seite 100)
Schnittlauch

Die feingeschnittenen Gemüse im Fett dünsten. Das Vollkornmehl darüber streuen, mit der Gemüsebrühe ablöschen und 30 Minuten kochen. Würzen mit Sojasauce und den Kräutern. Rahm und feingeschnittenen Schnittlauch in die Suppenschüssel geben, die Suppe darüber anrichten.

Kräutersuppe
1 Essl. Vollkornmehl
1 dl Milch oder Wasser
5 dl Gemüsebrühe
½ Essl. Rahm
evtl. 5 g Butter oder Pflanzenmargarine oder Nussmus oder
1 Eigelb
Liebstöckel, Basilikum, Estragon, Majoran, Schnittlauch, evtl. Muskat oder Kümmel

Vollkornmehl mit etwas kalter Milch oder kaltem Wasser anrühren und in die kochende Gemüsebrühe einrühren. 15 Minuten kochen.
Mit den Kräutern würzen. Rahm und evtl. Butter oder Pflanzenmargarine oder Nussmus oder dass Eigelb in die Suppenschüssel geben, Suppe darüber anrichten und zerquirlen.

Hafercremesuppe
½ Essl. Reform-Pflanzenfett
2 Essl. feine oder grobe Haferflocken
6 dl Gemüsebrühe
etwas Sellerie
½ Essl. Rahm oder Sesamrahm (Rezept Seite 100)
evtl. wenig Miso, Schnittlauch, evtl. Muskat oder Kümmel

Haferflocken mit oder ohne Pflanzenfett kurz andämpfen, Gemüsebrühe und Sellerie beifügen. Feine Haferflocken 10 Minuten, grobe mindestens 20 Minuten leise köcheln lassen. Nach Belieben würzen. Rahm oder Sesamrahm und Schnittlauch in die Suppenschüssel geben und die passierte Suppe darüber anrichten.

Hafergrützsuppe
½ Essl. Reform-Pflanzenfett
2 Essl. Hafergrütze
etwas Zwiebel, gehackt
7 dl Wasser oder Gemüsebrühe
1 dl Milch
etwas Sellerie, in feine Würfelchen geschnitten
1 Prise Meersalz oder wenig Miso
evtl. 1 Essl. Rahm
Schnittlauch, Petersilie, Majoran oder Borretsch

Zwiebel und Grütze mit oder ohne Pflanzenfett dünsten. Gemüsebrühe und Milch sowie Sellerie beifügen und 45–60 Minuten kochen. Nach Belieben mit Meersalz oder Miso würzen. Rahm und Kräuter in die Suppenschüssel geben und die fertige Suppe darüber anrichten.

Griesssuppe
1 Essl. Griess
5 dl Gemüsebrühe
½ Essl. Rahm oder Sesamrahm (Seite 100)
1 Eigelb oder
5 g frische Butter oder Pflanzenfett oder Nussmus
1 Prise Meersalz oder wenig Kelpamare
Kümmel, evtl. Muskat
Liebstöckel, Basilikum. Majoran, Petersilie, Schnittlauch

Griess in die kochende Gemüsebrühe einrühren, Kelpamare und Kümmel beifügen, ½ Std. köcheln. Mit Kräutern beliebig würzen. Rahm und Eigelb oder Butter oder Pflanzenfett oder Nussmus in die Suppenschüssel geben und die fertige Suppe darüber anrichten.

Tomatensuppe
½ Essl. Reform-Pflanzenfett
etwas Zwiebel, Sellerie und Lauch
1 kleine Karotte
1 Knoblauchzehe
1 Tomate
1 Essl. Vollkornmehl
6 dl Gemüsebrühe
1 Prise Meersalz
evtl. etwas Tomatenpüree
1 Prise Fruchtzucker oder Succanat
Rosmarin, Oregano
5 g Butter oder Pflanzenfett oder Nussmus
½ Essl. Rahm oder Sesamrahm
(Seite 100)
Schnittlauch

Kleingeschnittene Gemüse mit oder ohne Pflanzenfett dämpfen, zuletzt die Tomate beifügen. Vollkornmehl darüberstreuen und mit Gemüsebrühe ablöschen. ½ Stunde köcheln, dann passieren. Gewürze und evtl. etwas Tomatenpüree beifügen. Butter oder Pflanzenfett (oder Nussmus) und Rahm in die Suppenschüssel geben und die fertige Suppe darüber anrichten. Mit kleingeschnittenem Schnittlauch bestreuen. Nach Wunsch 1 Essl. Reis als Einlage in die Suppe geben oder fettlos geröstete Brotwürfelchen darüberstreuen.

Sommerliche Tomatensuppe
4 reife Sommertomaten
1 Prise Fruchtzucker
1 Prise Meersalz
1 Essl. Rahm

Die Tomaten in Stücke schneiden, kurz aufkochen, würzen und passieren. Rahm dazugeben und die Suppe lauwarm oder kalt servieren.

Verschiedene Gemüsesuppen (Karotten, Spinat, Broccoli, Blumenkohl)
½ Essl. Reform-Pflanzenfett
etwas gehackte Zwiebel
1 ½ Essl. Vollkornmehl
1 Prise Meersalz
5 dl Gemüsebrühe
1 dl Milch
1 Essl. Rahm oder Sesamrahm (Seite 100)
Gemüse: 1 kleingeschnittene Karotte oder 1 kleine Tasse Spinat, gemixt oder fein gehackt, kleingehackter Broccoli oder Blumenkohl (einige Röschen separat kochen und zurückbehalten)

Zwiebel und Karotten oder Broccoli oder Blumenkohl mit oder ohne Pflanzenfett dämpfen, Vollkornmehl darüberstreuen und leicht mitdämpfen. Mit Gemüsebrühe und Milch ablöschen und 20–40 Minuten köcheln. Bei der Spinatsuppe zum Schluss den Spinat beifügen und nicht mehr kochen. Die fertige Suppe über den Rahm in der Suppenschüssel anrichten. Bei der Broccoli- und Blumenkohlsuppe die zurückbehaltenen Röschen beifügen.
Würzen: Für die Karottensuppe Selleriekraut oder Liebstöckel, Rosmarin oder Majoran, 1 Teel. Kümmel.
Für die Spinatsuppe einige Pfefferminzblätter, Petersilie, Schnittlauch, 1 Prise Muskat.
Für die Broccoli- und Blumenkohlsuppe wenig Basilikum, Petersilie, Schnittlauch, Estragon.

Kerbelsuppe
½ Essl. Reform-Pflanzenfett
etwas Zwiebel
1 mittlere Kartoffel, in Würfel geschnitten
½ Essl. Vollkornmehl
5 dl Gemüsebrühe
1 Prise Meersalz
1 Essl. Kerbel, gehackt
½ Essl. Rahm

Zwiebel mit oder ohne Pflanzenfett anziehen lassen. Kartoffel beifügen, Vollkornmehl darüberstreuen und mit Gemüsebrühe ablöschen, salzen. ½ Std. kochen und passieren. Kerbel und Rahm in die Suppenschüssel geben, Suppe darüber anrichten.

Kartoffelsuppe
½ Lauch, in feine Streifchen geschnitten
½ Karotte, in feine Rädchen geschnitten
½ Essl. Vollkornmehl
5 dl Gemüsebrühe
1 mittlere Kartoffel, kleingeschnitten
1 Prise Meersalz oder wenig Miso
Basilikum, Majoran
1 Essl. Rahm

Lauch und Karotte in wenig Gemüsebrühe dämpfen. Vollkornmehl darüberstreuen, mit der Gemüsebrühe ablöschen. Kartoffel beifügen und weichkochen. Würzen. Basilikum, Majoran und evtl. Rahm in die Suppenschüssel geben und die fertige Suppe darüber anrichten.

Minestra
½ Essl. Reform-Pflanzenfett
2 Essl. Lauch
etwas Zwiebel, feingehackt
einige Sellerieblätter
½ Teller Mangoldblätter
7 dl Wasser oder Gemüsebrühe
1 Essl. Liebstöckel oder Thymian
½ Knoblauchzehe, ausgepresst
Basilikum, Petersilie, Schnittlauch
1 Prise Meersalz
15 g Teigwaren oder Reis
5 g Butter oder Pflanzenmargarine
oder Nussmus

Zwiebel, Lauch, Sellerieblätter und Mangold, alles kleingeschnitten, langsam dämpfen. Gemüsebrühe beifügen, würzen und ½ Std. kochen. Teigwaren oder Reis 15–20 Minuten mitkochen. Zum Verfeinern Rahm oder Nussmus oder Pflanzenmargarine beifügen.

Gemüse

Gedämpfte Gemüse sind eine sehr wertvolle Nahrung durch ihren Gehalt an Kohlehydraten, pflanzlichem Eiweiss, Mineral- und Aromastoffen und Vitaminen. Sie nähren, ohne zu belasten und sind kalorienarm, dafür zellulosereich und wirken dadurch sättigend und darmanregend.
An erster Stelle stehen frische, biologisch gezogene Gemüse. Wo nicht erhältlich, können tiefgekühlte verwendet werden. Kohlsorten, Spinat, Schwarzwurzeln und Hülsenfrüchte sind etwas blähend, aber besonders reich an wertvollen Nährstoffen. Bei Durchfall sind sie vorerst zu meiden. Abführend wirken Sauerkraut und Spinat. Am leichtesten verdaulich sind: Karotten, Tomaten, Lattich, Randen, Sellerie, Artischocken, Chicorée und Fenchel. Für die Zubereitung der Gemüse gelten die gleichen Grundregeln wie für die Rohkost: Frische, Qualität, Sauberkeit, Sorgfalt.
Fast alle Gemüse können im eigenen Saft oder mit nur wenig Wasser, bei schwacher Hitze, zugedeckt, weich gedämpft oder gedünstet werden. Bei dieser Zubereitungsart bleiben sämtliche Nährstoffe am besten erhalten. Sie schmecken auch aromatischer als Gemüse, die durch Kochen in Salzwasser bereits an Gehalt verloren haben.
Wo Gemüse kurz in Salzwasser oder noch besser auf einem Siebeinsatz über Wasserdampf weich gekocht werden (z.B. Blumenkohl), kann man das Kochwasser zu Saucen oder Suppen verwenden. Nur Spargel macht hierbei eine Ausnahme, da Spargelkochwasser der Gesundheit nicht zuträglich ist.
Kochzeiten, Masse und Gewicht können in den folgenden Rezepten nicht immer genau angegeben werden, da sie je nach Frische, Grösse und Qualität der Gemüse variieren. Bei Verwenden des Dampfkochtopfes sind die Kochzeiten in den Gebrauchsanweisungen nachzulesen.

Einige Zutaten können weggelassen oder durch andere ersetzt werden, ganz nach Geschmack. Wichtig ist jedoch, dass sehr wenig Salz verwendet wird. Durch feine Dosierung von Kräutern ersetzt man leicht das Salz. Nach kurzer Zeit der Umstellung geniesst man den feinen Eigengeschmack schwach gesalzener Gemüse, der so am besten zur Geltung kommt.

Spinat, gehackt
¼ l Gemüsebrühe
200 g Spinat (dicke Stiele entfernen)
¼ Knoblauchzehe, durchgepresst
1 Prise Meersalz
Pfefferminzblätter, Salbei
1 Tasse roher Spinat
evtl. etwas frische Butter oder Reform-Pflanzenmargarine

Spinat in der Gemüsebrühe kurz abwellen, abgiessen, hacken, wiegen oder mixen. Spinat in die Pfanne zurückgeben und heiss werden lassen. Knoblauch, Salz und Kräuter beifügen. Den rohen Spinat sehr fein wiegen oder mixen, vor dem Anrichten beifügen und etwas frische Butter oder Pflanzenmargarine dazugeben.

Spinat, ganze Blätter (en Branches)
300 g Spinat (dicke Stiele entfernen, den gröberen Winterspinat evtl. zuerst abwellen)
1 Essl. Pinienkerne
evtl. 1 Essl. Rosinen
1 Prise Meersalz
Pfefferminzblätter, Salbei, Petersilie
evtl. etwas flüssige Butter oder Reform-Pflanzenmargarine

Spinat nicht zugedeckt auf kleiner Flamme mit ganz wenig Wasser dünsten. Pinienkerne, Gewürze und evtl. Rosinen beifügen und noch kurz weiterdämpfen. Zum Schluss evtl. flüssige Butter oder Pflanzenmargarine daruntermischen.

Lattich
1 Lattich
1 l Wasser
etwas Zwiebel, gehackt
½ Essl. Reform-Pflanzenfett
1 dl Gemüsebrühe
1 Prise Meersalz

Lattich halbieren, im Wasser halbweich kochen, abtropfen lassen, zusammenlegen und in feuerfeste Form geben. Zwiebel im Pflanzenfett anziehen lassen und über das Gemüse verteilen. Gemüsebrühe und Meersalz beifügen und 30–40 Min. im Ofen schmoren.

Endiviengemüse
1 grosser Endivienkopf

Zubereitung genau gleich wie beim Lattich.

Chicorée gedämpft
(leicht bitter, gallentreibend)
2 Stangen Chicorée
½ Essl. Reform-Pflanzenfett
3 Essl. Gemüsebrühe
1 Prise Meersalz
Majoran, Thymian
etwas Butter oder Pflanzenmargarine oder Nussmus

Chicoréestangen halbieren und in die Pfanne einschichten. Erwärmtes Pflanzenfett sowie Gemüsebrühe über die Chicorée geben, würzen und zugedeckt auf kleiner Flamme ½ Std. dämpfen. Zum Schluss zerlassene Butter oder Pflanzenmargarine oder Nussmus über das angerichtete Gemüse verteilen.

Krautstiele an Béchamelsauce
(nicht bei Blähsucht)
3 Stengel Krautstiele
½ Essl. Reform-Pflanzenfett
½ dl Gemüsebrühe
wenig Zitronensaft oder 1 Teel. Mandelpüree
1 Prise Meersalz

Estragon, Petersilie und Schnittlauch
Béchamelsauce (Rezept Seite 126 oder 127)

Die in 3 cm lange Stücke geschnittenen Krautstiele im Pflanzenfett dünsten, Gemüsebrühe mit Zitronensaft oder Mandelpüree beifügen und zugedeckt auf kleiner Flamme ½ bis ¾ Std. weich kochen, würzen. Das fertige Gemüse mit Béchamelsauce mischen.

Stangensellerie
3–4 Stangen Stangensellerie
½ Zwiebel, gehackt
etwas Apfel, fein geschnitten
1 dl Gemüsebrühe
1 Teel. Mandelpüree
1 Prise Meersalz oder
wenig Sojasauce
Selleriekraut

Den in 8 cm lange Stücke geschnittenen Stangensellerie in eine Pfanne legen. Zwiebel und Apfel ohne Fett leicht andünsten und darüber verteilen. Gemüsebrühe und Mandelpüree beifügen und ½ bis ¾ Std. weich kochen. Würzen.

Überbackener Fenchel mit Frischkäse-Crème
1 grösserer oder 2 kleine Fenchel
1 Prise Meersalz
Pfeffer
einige Tropfen Zitrone
1 Frischkäse

Fenchel vierteln und in wenig Wasser halbweich dämpfen. Die einzelnen Lagen des Fenchels auseinanderziehen und in eine feuerfeste Form legen. Mit Zitronensaft beträufeln, salzen und pfeffern. Den Frischkäse mit 2 Esslöffeln Fenchelsud verrühren und auf dem Gemüse verteilen. Im heissen Ofen überbacken.

Gemüsecurry
1 Essl. Sonnenblumenöl
1 Frühlingszwiebel
200 g Gemüse (z.B. Lauch, Karotten, Zucchetti, Spargel)
½ Teel. Vollkornmehl
1 Messerspitze (oder mehr, je nach Geschmack) Curry
½ Teel. Gemüsebrühe
½ Orange
1 Teel. Sultaninen
1 Prise Vollzucker (Succanat)
1 Prise Meersalz, Pfeffer

Die in feine Ringlein geschnittene Frühlingszwiebel im leicht erwärmten Öl anziehen lassen. Mehl und Curry darüber streuen und mit der Gemüsebrühe ablöschen. Die kleingeschnittenen Gemüse zugeben und zugedeckt ca. 15 Minuten dämpfen. Von der Orange zwei, drei Schnitze zurückbehalten, den Rest auspressen und die Sultaninen im Saft einlegen. Wenn das Gemüse weich ist, Sultaninen und Orangensaft beigeben, heiss werden lassen und mit Zucker, Salz und Pfeffer abschmecken. Anrichten und die Schnitze darüber verteilen.

Karotten gedämpft
3–4 Karotten
1 dl Gemüsebrühe
1 Teel. Mandelpüree
je 1 Prise Fruchtzucker und Meersalz
Majoran, Thymian, Rosmarin, Petersilie

Die in Scheiben oder Stengelchen geschnittenen Karotten in der Gemüsebrühe 30–45 Min. dämpfen, evtl. das Mandelpüree beigeben. Würzen. Zum Schluss die gehackte Petersilie darüber streuen.

Erbsen und Karotten
(sobald Erbsen vertragen werden, bei Blähungen zuerst meiden)
½ Essl. Reformpflanzenfett
100 g frische süsse Erbsen, enthülst
1 dl Gemüsebrühe
Majoran, Thymian, Liebstöckel,
Petersilie, Schnittlauch

150 g in Scheiben geschnittene Karotten, nach dem obigen Rezept für gedämpfte Karotten zubereitet.

Erbsen kurz im Pflanzenfett dünsten, Gemüsebrühe beifügen, weich kochen. Würzen. Karotten und Erbsen mischen oder auf der Platte abwechslungsweise anrichten.

Erbsen auf französische Art
¼ Salatkopf oder Lattich
150–200 g Erbsen, enthülst
1 dl Gemüsebrühe
1 Prise Meersalz
Petersilie, Schnittlauch
Majoran, Thymian, Liebstöckel
10 g Nussmus
1 Teel. Vollkornmehl

Den in feine Streifen geschnittenen Salatkopf oder Lattich zusammen mit den Erbsen in der Gemüsebrühe auf ganz kleinem Feuer dämpfen, bis sie weich sind. Würzen. Nussmus mit Vollkornmehl mischen, dazugeben und kurz aufkochen.

Kefen (Zuckererbsen) gedämpft
200 g Kefen
1 dl Gemüsebrühe
1 Prise Meersalz
1 Prise Zucker (Succanat)
etwas Petersilie oder Liebstöckel
Schnittlauch. Majoran, Thymian
frische Butter oder Pflanzenmargarine oder Nussmus

Kefen und Kräuter in der Gemüsebrühe zugedeckt ½ bis ¾ Std. dämpfen. Würzen und beim Anrichten frische Butter oder Pflanzenmargarine oder Nussmus darüber geben.

Grüne Bohnen mit Tomaten
(bei Blähsucht zuerst meiden)
250 g Bohnen
wenig Knoblauch
Bohnenkraut, Petersilie
1–2 Tomaten
1 Prise Meersalz
etwas Kümmel, Majoran, Liebstöckel

Die Bohnen, die in kleine Würfel geschnittenen Tomaten und die Kräuter ca. 1 Stunde dämpfen, wenn nötig etwas Wasser zugeben. Würzen.

Sellerie, gedämpft
½ Sellerie
1 dl Gemüsebrühe
1 Prise Meersalz
etwas Zitronensaft, Majoran
1 Teel. Mandelpüree
feinste Apfelscheibchen, Nüsse

Den in kleine viereckige Scheiben geschnittenen Sellerie mit der Gemüsebrühe übergiessen und in ½ bis ¾ Std. weich kochen. Würzen. Zum Verfeinern Mandelpüree beifügen und nach Wunsch auch einige Apfelscheibchen mitdämpfen. Zum Schluss mit gehackten Nüssen bestreuen.

Sellerie mit Béchamelsauce
1 kleinen Sellerie wie oben zubereiten und zuletzt mit einer Béchamelsauce (Rezept Seite 126 oder 127) vermischen.

Randengemüse (Rote Bete)
Wurzelspitzen und Blätter bis ca. 2 cm abschneiden, gut waschen, ohne die Haut zu verletzen.

350 g Randen
1 dl Gemüsebrühe
je 1 Prise Fruchtzucker und Meersalz
¼ Lorbeerblatt, Liebstöckel, Kümmel, Muskat
ganz wenig Knoblauch, Petersilie
etwas Zitronensaft, Zitronenmelisse
1 Essl. Vollkornmehl, kalt angerührt
1 Essl. Mandelpüree

Die Randen im Dampfkochtopf in ca. 25 Min. weich kochen. Schälen und in feine Scheiben schneiden. In der Gemüsebrühe mit den Kräutern und Gewürzen gut mischen und ¼ Std. leicht kochen. Zum Binden das Vollkornmehl darunter rühren und am Schluss das Mandelpüree beifügen.

Topinambur
250 g Topinambur
etwas Gemüsebrühe
1 Prise Meersalz
Basilikum
1 Teel. Mandelpüree

Die Topinambur wie Kartoffeln in der Schale (s. Rezept Seite 118) kochen. Schälen, in Scheiben schneiden und in der Gemüsebrühe weich dämpfen. Würzen und zum Verfeinern das Mandelpüree darunter mischen.
Man kann die Topinambur auch mit Béchamelsauce (Rezept Seite 126 oder 127) und etwas geriebenem Käse anrichten.

Tomatengemüse
4–5 Tomaten
½ Essl. Reform-Pflanzenfett
½ Zwiebel
Fruchtzucker
1 Prise Meersalz
ein wenig Knoblauch
Rosmarin, Majoran, Basilikum
evtl. 1 Essl. Maizena
Petersilie oder Schnittlauch oder Dill

Zwiebel und Fruchtzucker im Pflanzenfett in der Bratpfanne leicht bräunen. Die Tomaten mit kochendem Wasser überbrühen und schälen, in Stücke schneiden, zu den Zwiebeln geben und mitdämpfen, bis sie etwas eingekocht sind. Knoblauch und Gewürze beifügen und fertig kochen; zum Binden das Maizena darunter mischen. Über die angerichteten Tomaten reichlich gehackte Petersilie oder andere Kräuter streuen.

Tomaten, gedämpft
2–3 Tomaten
1 Prise Meersalz
10 g Reform-Pflanzenfett oder Butter
¼ Zwiebel, gehackt
Provence-Kräuter (Basilikum, Rosmarin, Thymian,
Salbei), Petersilie

Die Zwiebel ohne Fett leicht anziehen lassen. Die halbierten Tomaten auf ein eingefettetes Blech oder in die feuerfeste Form legen. Kleine Stücklein Pflanzenfett oder Butter auf jede Tomatenhälfte geben, ebenso die gedünstete Zwiebel und die Kräuter darüber verteilen. Im Ofen kurz dämpfen.
Nach Belieben werden einige Tomaten gemixt oder ganz fein gehackt, mit Rahm vermischt, rasch aufgekocht und über die angerichteten Tomaten verteilt.

Tomaten, gefüllt
2–3 Tomaten
1 Teel. Reis pro Tomate
1 Prise Meersalz
Butter oder Pflanzenmargarine oder Nussmus
etwas Zwiebel und Knoblauch
Rosmarin, Majoran, Thymian, Basilikum
Lorbeer, Muskat
evtl. Gemüsebrühe

Von den Tomaten den Deckel abschneiden und aushöhlen. Das Tomatenmark hacken und mit 1 Teel. ungekochtem Reis und den Kräutern und Gewürzen vermischen. Die Masse einfüllen, Butterflöckchen oder Pflanzenmargarine oder Nussmus darauf geben und die abgeschnittenen Deckel aufsetzen. Im Ofen bei guter Unterhitze 20–30 Min. backen.

Tomaten à la Provençale
2 Tomaten
1 Prise Meersalz
1 Essl. gehackte Petersilie
1 Essl. Paniermehl (Brösel)

Tomaten halbieren, mit Meersalz bestreuen, auf ein Blech geben. Paniermehl und Petersilie mischen und mit einem Löffel auf die Tomaten verteilen. Im Ofen 15 Min. backen.

Zucchetti-Tomatengemüse
½ Essl. Reform-Pflanzenfett
½ Zwiebel, gehackt
300 g Zucchetti
50 g Tomaten
1 Prise Meersalz
Knoblauch, Rosmarin. Majoran, Thymian, Basilikum
Petersilie, Schnittlauch, Dill
evtl. etwas Maizena
1 Teel. Mandelpüree

Zwiebel im Pflanzenfett anziehen lassen. Zucchetti in Würfel schneiden, Tomaten schälen und ebenfalls in Würfel schneiden. Beide Gemüse zugeben und weich schmoren. Würzen. Wenn sich zu viel Flüssigkeit gebildet hat, wird etwas angerührtes Maizena und 1 Teel. Mandelpüree zuletzt beigefügt.

Peperoni, grüne, gelbe oder rote
Sie eignen sich sehr gut als Beigabe zu anderen Gerichten.
(bei säurearmem Magen, nicht bei saurem Reizmagen)
150–200 g Peperoni
½ Essl. Reform-Pflanzenfett
½ Zwiebel, gehackt
1 Prise Meersalz
Knoblauch, Rosmarin, Majoran, Thymian, Basilikum, Petersilie

Peperoni in Streifen schneiden und zusammen mit Zwiebel, Kräutern und Gewürzen in der Bratpfanne im Pflanzenfett zugedeckt ½ Std. dämpfen.

Ratatouille
(nicht bei saurem Reizmagen)
50 g Peperoni
100 g Zucchetti
50 g Auberginen
1 Tomate
½ Zwiebel, gehackt
wenig Knoblauch
1 Essl. Reform-Pflanzenfett
1 Prise Meersalz
Rosmarin, Majoran, Thymian, Basilikum, Petersilie

Peperoni, Zucchetti, Auberginen und Tomate (geschält) in Würfel schneiden. Zwiebel und Knoblauch im Pflanzenfett dämpfen, Gemüse beigeben und 1 Std. zugedeckt dämpfen. Würzen. Wenn zuviel Saft entsteht, abgedeckt einkochen lassen.

Auberginen
Die Auberginen waschen, evtl. schälen
1 Essl. Reform-Pflanzenfett
400–500 g Auberginen
evtl. etwas Gemüsebrühe
Meersalz

Die in Würfelchen geschnittenen Aubergines im Pflanzenfett dünsten und weichdämpfen, Salzen. Mit einigen Tomatenhälften oder mit etwas Tomatengemüse garnieren.

Artischocken
1 Artischocke
¾ l Wasser
1 Essl. Zitronensaft
1 Prise Meersalz

Die Stengel dicht an den Artischocken abschneiden. Die untersten harten Blätter entfernen und die Spitzen abschneiden. Halbieren und Blüte herausschneiden, unter dem laufenden Wasser waschen und Schnittfläche mit Zitronensaft einreiben. Wasser zum Kochen bringen, Zitronensaft und Meersalz beifügen und die Artischocke darin weich kochen, ca. ¾ Std. Abtropfen lassen und auf warmer, mit Serviette belegter Platte anrichten.
Mit Joghurtsauce (Rezept Seite 96) servieren.

Spargeln
½ Bund Spargeln
1 l Wasser
1 Prise Meersalz

geriebener Käse
Nussmus

Die Spargeln waschen und grosszügig schälen. Grüne Spargeln kann man fast ganz belassen. Wasser zum Kochen bringen, die Spargeln in 20–30 Min. weich kochen (grüne brauchen viel weniger lang), mit dem Schaumlöffel herausnehmen und auf einer mit Serviette belegten Platte anrichten. Geriebenen Käse darüberstreuen und mit flüssigem Nussmus begiessen.
Als Variante Sauce Vinaigrette (siehe Rezept 128) dazu servieren.

Blumenkohl oder Broccoli
(bei Blähungen nicht geben) (nur aus biologischem Anbau)
1 kleiner Blumenkohl oder Broccoli (250 g)
1 Teel. Reform-Pflanzenfett
1 Knoblauchzehe
1 dl Gemüsebrühe
1 Prise Meersalz, Pfeffer
Pinienkerne oder Mandelsplitter

Blätter und Strunk unter der Blume abschneiden. Strunk schälen und in grössere Stücke schneiden, Blume in Röschen teilen. Die gehackte Knoblauchzehe im Pflanzenfett hell dünsten, Blumenkohl oder Broccoli beifügen und kurz mitdünsten. Mit der Gemüsebrühe ablöschen und etwa 5 Minuten köcheln lassen. Mit Salz und Pfeffer würzen. Pinienkerne oder Mandelsplitter ohne Fett kurz in der Bratpfanne rösten und über das Gemüse verteilen.

Kohlrabi mit Kräutern
(bei Blähsucht zu Beginn meiden)
(nur Diätform V)
1 Kohlrabi
1 dl Gemüsebrühe
1 Essl. zarte Kohlrabiblätter, gehackt
1 Essl. Rahm
Béchamelsauce (Rezept Seite 126 oder 127)

Kohlrabi in 4 Stücke, dann in feine Scheibchen schneiden und in der Gemüsebrühe zugedeckt ½–¾ Std. kochen, zuletzt die Kohlrabiblätter und den Rahm beifügen.
Die Béchamelsauce mit verschiedenen gehackten Kräutern vermischen und über die fertiggekochten Kohlrabi anrichten.

Rosenkohl, gedämpft
(bei Blähsucht meiden!)
(nur aus biologischem Anbau)
½ Essl. Reform-Pflanzenfett
200 g gereinigter Rosenkohl
1 dl Gemüsebrühe
1 Prise Meersalz
Muskat, Basilikum

Den Rosenkohl im Pflanzenfett leicht dämpfen, Gemüsebrühe beifügen und ½ Stunde weichdämpfen. Würzen. Evtl. beim Anrichten etwas flüssige Butter darübergeben.

Kohl oder Weisskraut, gedämpft
(bei Blähsucht meiden) (alle Kohlarten gut kauen, roher Kohlsaft stets erlaubt!)
½ Essl. Reform-Pflanzenfett
½ Zwiebel, gehackt
250 g junger Kohl
1 dl Gemüsebrühe
evtl. etwas Kelpamare
Muskat, Kümmel, 1 Prise Meersalz
Basilikum oder Liebstöckel

Zwiebel im Pflanzenfett dünsten, den in 2 cm Streifen geschnittenen Kohl beifügen, dämpfen, bis das Gemüse zusammenfällt. Mit Gemüsebrühe ablöschen und auf kleinem Feuer ½ Std. weichkochen. Würzen.
Grüner, ausgewachsener Kohl muss zuerst kurz in Wasser abgewellt werden.

Kohl, gehackt
(bei Blähsucht meiden)
200 g Kohl
1 l Wasser

½ Essl. Reform-Pflanzenfett
etwas Knoblauch
1 kl. Essl. Mehl
1 dl Gemüsebrühe oder halb Milch, halb Gemüsebrühe
1–2 Essl. Rahm
Kelpamare, Muskat, Kümmel, Petersilie
1 Prise Meersalz

Kohl in 4 Stücke schneiden, im Wasser weichkochen, dann abtropfen lassen und fein hacken. Im Pflanzenfett kurz dünsten, etwas feingehackten Knoblauch und Mehl darüberstreuen und ¼ Stunde kochen, dann Gemüsebrühe oder Milch beifügen und heiss werden lassen. Würzen. Mit Rahm verfeinern.

Rotkraut
(bei Blähsucht meiden)
½ Essl. Reform-Pflanzenfett
250 g Rotkraut
½ Essl. Zitronensaft
½ Apfel
½ Essl. Reis
1 dl Gemüsebrühe
½ dl Traubensaft oder Süssmost
1 Apfel
etwas Butter
1 Prise Meersaslz

Das feingehobelte Rotkraut im Pflanzenfett dünsten. Zitronensaft, den in feine Scheibchen geschnittenen Apfel sowie den Reis dazugeben und weiterdünsten. Mit Gemüsebrühe und Traubensaft oder Süssmost ablöschen und auf kleiner Flamme zugedeckt 1–1½ Stunde weichdämpfen. Den zweiten Apfel schälen, in Schnitze schneiden, mit Butter bestreichen und auf einem Blech im Ofen schmoren. Zur Garnitur des angerichteten Rotkrauts.

Lauchgemüse
(bei Blähsucht meiden!)
200 g gerüsteter Lauch
½ Essl. Reform-Pflanzenfett
1 dl Gemüsebrühe
½ Essl. Rahm
1 Prise Meersalz
evtl. etwas geriebener Käse

Den Lauch in 10 cm lange Stücke schneiden, in die Bratpfanne einschichten, Pflanzenfett und Gemüsebrühe darübergeben und zugedeckt langsam schmoren. Zuletzt Salz und Rahm beifügen, evtl. geriebenen Käse darüberstreuen.

Salate von gekochten Gemüsen

Karotten, Sellerie. Randen (Rote Bete), Bohnen, Blumenkohl, Broccoli, Zucchetti, Mangold oder Krautstiele eignen sich besonders gut für diese Salate.

Die Gemüse werden in Gemüsebrühe oder Wasser weichgekocht, abgetropft und kleingeschnitten (Würfelchen, Scheibchen, Röschen, Streifen). Mit Salatsauce oder mit Vinaigrette oder Mayonnaise anmachen. Als Gewürz Zwiebeln und gehackte Kräuter.

Kartoffelsalat
(nur bei Normalkost)
200 g Kartoffeln
½ dl Gemüsebrühe
1 Essl. Mayonnaise (Seite 97 oder 128)
½ Essl. Zwiebeln, gehackt
Borretsch, Schnittlauch, Petersilie,
Zitronenmelisse, Majoran, Thymian, Dill

Die Kartoffeln im Dampftopf weich kochen, noch heiss schälen und in Scheiben schneiden. Die heissgemachte Gemüsebrühe darübergiessen und etwas stehen lassen, dann die Mayonnaise daruntermischen. Mit Zwiebel und Kräutern würzen. Anstelle von Mayonnaise kann man Öl, Zitronensaft und Rahm gut zerquirlen und mit den Kartoffeln vermischen.

Kartoffelsalat mit Gurken
(falls Gurken vertragen!)
1 grosse Kartoffel
¼ Gurke

2 Essl. Joghurtsauce (Rezept Seite 96)
½ Knoblauchzehe
Dill oder Borretsch, Schnittlauch,
Petersilie, Zwiebel

Die Kartoffel wie oben beschrieben vorbereiten. Die geschälte Gurke auf grober Raffel raffeln und dazugeben. Mit Joghurtsauce vermischen und mit Zwiebel und Kräutern würzen.
Vor dem Anrichten die Salatschüssel mit der Knoblauchzehe ausreiben.

Salade Niçoise
1 gekochte Kartoffel
1 kleine Tomate
Radieschen
einige Gurkenscheiben
1 hartgekochtes Ei
1 Essl. Öl
½ Essl. Zitronensaft
1 Prise Meersalz
Petersilie, Schnittlauch oder Dill,
Zitronenmelisse, Borretsch
einige Kopfsalatblätter

Kartoffel, Tomate, Radieschen und das Ei in Scheiben schneiden und zusammen mit den Gurkenscheiben mit der Salatsauce aus Öl, Zitronensaft, Meersalz und Kräutern anmachen. Direkt vor dem Servieren die Kopfsalatblätter in breite Streifen schneiden und mit dem Salat vermischen oder den Salat auf die Kopfsalatblätter anrichten.

Reissalat
50 g Reis
2 dl Wasser
2 Essl. Quarksauce (Rezept Seite 97)
½ Essl. Zwiebel, gehackt
¼ Tomate
Schnittlauch, Petersilie oder Basilikum
einige Salatblätter

Reis im Wasser kochen, kurz abspülen und erkalten lassen. Zwiebel, feingewürfelte Tomate und Kräuter unter die Quarksauce geben.
Den Reis mit der Sauce vermischen und auf Salatblätter anrichten.

Selleriesalat mit Soja-Mayonnaise
½ kleiner Sellerie
½–1 Essl. Zitronensaft
2 Baumnüsse
evtl. ¼ Apfel
1 Prise Meersalz
1 Essl. Soja-Mayonnaise (Rezept Seite 97 oder 128)

Die rohe Sellerieknolle in streichholzdünne Streifen schneiden oder hobeln. Zitronensaft darüber träufeln, um ein Braunwerden zu verhindern. Die grob gehackten Baumnüsse und den geraffelten Apfel dazugeben und mit der Mayonnaise vermischen.

Gemüsesülzchen
2 ½ dl Gemüsebrühe
2 g Agar-Agar
einige Tropfen Zitronensaft
etwas Kelpamare
frische Gurkenscheiben
Tomatenwürfelchen
gekochte Broccoliröschen
gekochte Erbsen
gekochte, kleingeschnittene Bohnen

Agar-Agar ist ein pflanzliches Gallertpulver, das anstelle der tierischen Gelatine für Gemüse- und Fruchtköpfchen, Saucen und Puddings usw. verwendet wird.
Das Agar-Agar-Pulver in die lauwarme Gemüsebrühe geben und langsam erhitzen, bis das Geliermittel gut aufgelöst ist. Mit Zitronensaft und Kelpamare würzen.
In ausgespülte Förmchen etwas Sulze einfüllen, fest werden lassen. Mit Gemüsescheibchen garnieren, wieder Sulze darüber geben, fest werden lassen usw., bis die Förmchen gefüllt sind.
Die erkalteten Sülzchen stürzen und auf Salatblättern servieren.

Kartoffelgerichte

Kartoffeln in der Schale (Pellkartoffeln)

3–4 kleine Kartoffeln
Wasser

Kartoffeln abbürsten und waschen. Pfanne mit gelochtem Einsatz oder Drahtsieb mit Wasser bis zum Einsatz füllen, Kartoffeln hineingeben, zudecken und 30 bis 40 Minuten kochen. Im Dampfkochtopf sind sie in 8–10 Minuten weich.

Backkartoffeln

3–4 kleine Kartoffeln
1 Essl. Öl
Butter oder Nussmus

Die Kartoffeln abbürsten, waschen. Auf der oberen Seite die Haut 3–4 mal einritzen, mit Öl bepinseln und auf eingefettetem Blech bei mittlerer Hitze 30–40 Min. backen. Auf die fertigen Kartoffeln je ein Stückchen Nussmus geben.

Quarkkartoffeln

3–4 kleine Kartoffeln
50 g Magerquark
1–2 Essl. Milch oder Rahm
Schnittlauch oder Kümmel oder Majoran
1 Prise Meersalz

In die obere Seite der Kartoffeln eine Rille schneiden und zubereiten wie Backkartoffeln. Für die Füllung Quark mit Milch oder Rahm schaumig rühren und Gewürze beifügen. Mit einem Löffel über die Rille der gebackenen Kartoffeln verteilen oder mit dem Dressiersack aufspritzen.

Kümmelkartoffeln

2–3 mittelgrosse, längliche, schmale Kartoffeln
1 Teel. Kümmel
1 Prise Meersalz
1 Essl. Öl

Die Kartoffeln abbürsten, waschen und durch die schmale Mitte halbieren. Kümmel mit Meersalz vermischen und auf die Schnittflächen streuen. Die Kartoffeln mit der Schnittfläche nach unten auf ein gefettetes Blech legen, mit Öl bepinseln und ¾ Std. bei mittlerer Hitze backen.

Bouillonkartoffeln

250 g Kartoffeln
1–2 dl Gemüsebrühe
1 Prise Meersalz
Liebstöckel, Thymian
10 g Butter oder Pflanzenmargarine oder Nussmus

Kartoffeln waschen, schälen, halbieren oder in Stücke schneiden und in der Gemüsebrühe mit Meersalz und den Gewürzen weich kochen. Butter oder Pflanzenmargarine oder Nussmus über die angerichteten Kartoffeln verteilen.

Rahmkartoffeln

200 g Kartoffeln
Zwiebel, gehackt
1 dl Gemüsebrühe
1 Prise Meersalz
½ dl Rahm, evtl. Milch
Thymian, Muskat
Petersilie

Kartoffeln schälen, in Scheibchen schneiden, zusammen mit der Zwiebel ohne Fett kurz anziehen lassen und mit der Gemüsebrühe und den Gewürzen weich kochen. Zuletzt Rahm oder Milch beifügen. Die angerichteten Kartoffeln mit gehackter Petersilie bestreuen.

Kartoffeln mit Tomaten

200 g Kartoffeln
½ kl. Zwiebel
1 dl Gemüsebrühe
1 kl. Tomate
1 Prise Meersalz
1 Essl. Rahm oder Sesamrahm (Rezept Seite 100)
Majoran oder Rosmarin oder Thymian

Die gehackte Zwiebel und die geschälten, in Scheiben geschnittenen Kartoffeln ohne Fett kurz anziehen lassen, dann mit der Gemüsebrühe halbweich kochen. Die geschälte Tomate in Schnitze schneiden, beifügen und fertig kochen. Würzen. Zuletzt Rahm oder Sesamrahm dazugeben.

Kartoffelschnee
4 Kartoffeln
Wasser
getrocknete Tomaten
Butter oder Pflanzenmargarine oder Nussmus

Kartoffeln waschen, schälen, in Stücke schneiden und im Dampf mit wenig Wasser weich kochen. Durch die Kartoffelpresse direkt auf eine warme Platte spritzen. Flüssige Butter oder Pflanzenmargarine oder Nussmus darüber geben und mit feingeschnittenen getrockneten Tomaten garnieren.

Kartoffelpüree
4 Kartoffeln
wenig Wasser
1 dl Milch
Muskat
evtl. 1 Essl. Rahm
1 Prise Meersalz
feingehackter Majoran, feingehackter Kümmel
etwas Knoblauch
getrocknete Tomaten

Kartoffeln schälen, in Stücke schneiden und im Dampf weich kochen. Durch die Kartoffelpresse passieren. Milch erwärmen, das Kartoffelpüree dazugeben, schaumig rühren und würzen. Evtl. mit Rahm verfeinern. Auf heisse Platte anrichten und mit den fein geschnittenen getrockneten Tomaten garnieren.

Kartoffelpfluten
4 Kartoffeln
1 dl Milch
10 g Butter
10 g Butter oder Nussmus
1 Prise Meersalz
Muskat

Die Kartoffeln zubereiten wie Kartoffelpüree, mit Meersalz und Muskat würzen. Kleine Schöpfkelle in heisse Butter tauchen, Pfluten ausstechen und auf heisser Pfanne anrichten. Weitere Butter oder Nussmuss darübergeben.

Kartoffelpuffer (Reibekuchen)
(für 4 Portionen)
ca. 1 kg Kartoffeln
1 Ei
etwas Sojamehl
1 Zwiebel
etwas Kräutersalz, Kümmel
Knoblauch, Majoran, Estragon, Liebstöckel, Löwenzahn, Brunnenkresse
ca. 1 Essl. Vollkornmehl
wenig Öl

Die Kartoffeln reiben, zusammen mit dem Ei, Mehl und der kleingehackten Zwiebel einen Teig herstellen und die kleingeschnittenen Kräuter daruntermischen. Je nach Beschaffenheit des Teiges etwas Vollkornmehl dazugeben und aus der Masse handtellergrosse Puffer in wenig Öl beidseitig goldgelb backen.

Schmorkartoffeln
2 kleine Kartoffeln
wenig Wasser
1 Prise Meersalz
1 dl Gemüsebrühe
1–2 Essl. Rahm oder Sesamrahm (Rezept Seite 100) oder Nussmus
Muskat, Thymian
Petersilie

Kartoffeln schälen und halbieren, im Dampf halbweich kochen. Mit der Schnittfläche nach unten in eine feuerfeste Platte legen. Gemüsebrühe darüber giessen, würzen und im Ofen schmoren, bis die Flüssigkeit eingekocht ist. Rahm oder Nussmus darüber geben und mitschmoren, bis die Kartoffeln leicht gebräunt sind. Mit der Schnittfläche nach oben anrichten und mit gehackter Petersilie bestreuen.

Kartoffel-„Gulasch“
(nicht bei saurem Reizmagen)
1 Zwiebel
1 grosse Kartoffel
1 grüne Peperoni
1–2 dl Wasser
1 Prise Meersalz
Majoran, Thymian, Rosmarin, Petersilie

Zwiebel und Kartoffel in kleine Würfel, Peperoni in Stücke schneiden und zusammen, mit dem Wasser bedeckt, in ca. 15 Minuten weich kochen. Kräftig würzen und anrichten.

Ayurvedische Kartoffeln
(ein apartes, sehr aromatisches Gericht, für 3–4 Portionen)
5 grosse Kartoffeln
½ Soja-Drink
1 Packung Soja-Crème (Ersatz für Crème fraîche)
je 1 Bund frischer Dill, frischer Schnittlauch, frische Petersilie
½ Zitrone, ausgepresst
1–2 Teel. Kurkuma
½ Teel. Curry
Sojasauce

Die gut gebürsteten Kartoffeln in dicke Scheiben schneiden und ca. 5 Minuten kochen. Inzwischen in einer Pfanne den Soja-Drink, vermischt mit der Soja-Crème, langsam erhitzen (auf keinen Fall kochen!). Kurkuma nach Geschmack und Curry darunter rühren und mit Sojasauce abschmecken. Die Kartoffelscheiben in die Sauce legen und ca. 10 Minuten leicht köcheln lassen. Zum Schluss die frischen kleingehackten Kräuter über die Kartoffeln streuen und sofort servieren.

Getreidespeisen

Japanischer Reis
80 g Vollreis
1½–2 dl Gemüsebouillon
1 Prise Meersalz
10 g Butter oder Pflanzenmargarine oder Nussmus
1 kl. geschälte Zwiebel, mit Lorbeerblatt und Gewürznelke besteckt

Den Reis in die kochende Bouillon mit besteckter Zwiebel geben und 40 Minuten kochen. Erkalten lassen, Zwiebel entfernen. Den Reis im Ofen wieder heiss werden lassen und beim Anrichten erwärmte Butter oder Pflanzenmargarine oder Nussmus darüber geben.

Risotto
80 g Vollreis
1 Essl. Zwiebel, gehackt
2 dl Gemüsebrühe oder Wasser
1 Prise Meersalz
getrocknete Pilze
frische Kräuter nach Geschmack, Rosmarin
10 g frische Butter oder Pflanzenmargarine oder Nussmus
evtl. 10 g Parmesan

Den Reis mit der Zwiebel dünsten, bis er glasig ist. Gemüsebrühe oder Wasser heiss dazugeben und al dente (30–40 Minuten) kochen. Die feingehackten, getrockneten Pilze und Kräuter beigeben und etwas mitkochen. Zuletzt Butter oder Pflanzenmargarine oder Nussmus und geriebenen Parmesan mit der Gabel daruntermischen.

Safranreis
Zubereitung wie Risotto. Eine Messerspitze Safranpulver mit etwas Bouillon auflösen und beifügen.

Riz creol mit Gemüsen
½ Essl. Reform-Planzenfett
80 g Vollreis

2 Essl. Gemüse, sehr fein gewürfelt
(Lauch, Sellerie, Karotten)
2 dl Gemüsebrühe
1 Prise Meersalz
frischgehackte Kräuter nach Geschmack

Reis und Gemüse andämpfen, heisse Gemüsebrühe und die Kräuter dazugeben und 30–45 Min. kochen.

Tomatenreis
80 g Vollreis
1 Essl. Zwiebel, gehackt
wenig Knoblauch, ausgepresst
1 grosse Tomate
ca. 1 dl Gemüsebrühe
1 Prise Meersalz
Rosmarin, Majoran, Muskat
evtl. Basilikum
etwas Fruchtzucker oder Vollrohzucker
10 g Butter oder Pflanzenmargarine

Zwiebel, Knoblauch und Reis dünsten, bis er glasig ist. Geschälte, in Würfel geschnittene Tomate beigeben. Gemüsebrühe dazugiessen, Gewürze beifügen und 30–45 Min. kochen. Zuletzt frische Butter oder Pflanzenmargarine daruntermischen.

Reis mit Zucchetti
½ Essl. Reform-Pflanzenfett
80 g Vollreis
1 Essl. Zwiebel, gehackt
150 g zarte Zucchetti
1 Prise Meersalz
1 ½ dl Gemüsebrühe oder Wasser
frischgehackter Dill
10 g Butter oder Pflanzenmargarine
oder Nussmus

Zucchetti in Würfel schneiden. Weitere Zubereitung wie Tomatenreis (s. oben).

Reis mit Spinat
80 g Vollreis
100 g Spinat
etwas Zwiebel, gehackt
2 dl Gemüsebrühe oder Wasser
1 Prise Meersalz
Muskat und Pfefferminze
10 g frische Butter oder Pflanzenmargarine oder Nussmus

Spinat grob schneiden. Weitere Zubereitung wie Tomatenreis (s. oben).

Reis mit Erbsen (Risi bisi)
80 g Vollreis
150 g zarte Erbsen, enthülst
etwas Zwiebel, gehackt
je 1 Prise Fruchtzucker und Meersalz
½ dl Gemüsebrühe
etwas Zwiebel, gehackt
1 ½–2 dl Wasser
10 g Butter oder Pflanzenmargarine
oder Nussmus
Petersilie

Zwiebel mit Fruchtzucker und Meersalz dünsten. Die Erbsen beifügen und leicht mitdämpfen, dann Gemüsebrühe zugiessen und die Erbsen weich kochen. In einer separaten Pfanne einen Risotto (nach obigem Rezept) zubereiten. Zuletzt die gekochten Erbsen daruntermischen. Über den angerichteten Reis Butter oder Pflanzenmargarine oder Nussmus und gehackte Petersilie geben.

Reisauflauf mit Tomaten
½ Essl. Reform-Pflanzenfett
80 g Vollreis
2 kleine Tomaten
etwas Zwiebel, gehackt
2 Essl. Gemüse (Lauch, Sellerie, Karotten)
1 ½ dl Gemüsebrühe
1 Prise Meersalz
Petersilie, Liebstöckel
5 g Butter oder Pflanzenmargarine

Zwiebel und sehr fein gewürfeltes Gemüse kurz dünsten, den Reis beifügen und glasig werden lassen. Mit heisser Gemüsebrühe ablöschen, würzen und 30–45 Min. kochen. Den fertigen Reis und die in Scheiben geschnittenen Tomaten lagenweise in eine feuerfeste Form schichten, mit Flöckchen von Butter oder Pflanzenmargarine belegen und 10 Min. im Ofen backen.

Indisches Reisgericht
80 g Vollreis
2 dl Gemüsebrühe
1 Prise Meersalz
1 kleine Banane
1 kleiner Apfel
1 Essl. Rosinen
1 Teel. Sonnenblumenkerne
1 Teel. Sesam
Safran, Curry, frische Ingwerwurzel

Reis mit Gemüsebrühe und 1 Prise Meersalz nicht ganz weich kochen (ca. 30–40 Minuten). Die in Scheiben geschnittene Banane, den geschälten und blättrig geschnittenen Apfel samt Rosinen unter den Reis mischen und 5–10 Min. weiter kochen. Nach Geschmack mit Safran, Curry und geriebener Ingwerwurzel würzen. Sonnenblumenkerne und den ohne Fett leicht gerösteten Sesam darüber streuen.

Griessbrei
50 g Griess
3 dl Milch
2 dl Wasser
1 Prise Meersalz
1 Essl. Sesamrahm (Rezept Seite 100)
je 1 Essl. Fruchtzucker und Zimt

Griess in die kochende Flüssigkeit einrühren, salzen und 15–20 Min. kochen. Über den angerichteten Griessbrei den Rahm und Fruchtzucker mit Zimt gemischt streuen.

Polenta
½ Essl. Rapsöl
50 g Maisgriess, mittelfein
3 dl Wasser
Muskat
1 Prise Meersalz
½ Essl. frische Butter oder Pflanzenmargarine oder Nussmus

Die Pfanne mit dem Öl einölen. Wasser zum Kochen bringen und den Mais einrühren. 5 Min. auf schwachem Feuer unter stetigem Rühren kochen. Würzen und 45–60 Min. auf kleinem Feuer fertig kochen. Zuletzt Butter oder Pflanzenmargarine oder Nussmus untermischen. Nach Belieben können auch ohne Fett geröstete Zwiebelscheiben darüber gegeben werden.

Maisschnitten, gratiniert (für 4 Portionen)
obige Masse
20 g Butter oder Reform-Margarine
2 Essl. Reibkäse
1–2 dl Kaffeerahm

Den Maisbrei heiss auf ein angefeuchtetes Brett etwa 1 cm dick aufstreichen, erkalten lassen, in Vierecke schneiden und ziegelförmig in eine flache gebutterte Auflaufform schichten. Butter- oder Margarineflöckchen darauf setzen. Den Käse darüberstreuen und mit dem Kaffeerahm aufgiessen. Bei guter Oberhitze im Ofen überbacken, bis sich eine hellbraune Kruste gebildet hat.

Dazu als Beilage eine Tomatensauce oder ein Tomatengemüse.

Hirsotto
½ Essl. Reform-Pflanzenfett
50 g Hirse
1 Essl. Zwiebel, gehackt
1 ½ dl Gemüsebrühe
½ Zwiebel
1 Prise Meersalz

Zwiebel und heiss abgespülte Hirse im Pflanzenfett glasig dünsten, die heisse Gemüsebrühe beifügen, salzen und 20 Min. kochen. Beim Anrichten Zwiebelstreifen oder Zwiebelringe, ohne Fett geröstet, darüber verteilen.

Hirsotto mit Gemüse
40 g Hirse
1 Essl. Zwiebel, gehackt

2 Essl. Gemüsewürfelchen
(Lauch, Sellerie, Karotten oder Karotten und Erbsen)
1 ½ dl Gemüsebrühe
etwas Kelpamare
Rosmarin
evtl. 1 Essl. geriebener Käse
10 g frische Butter oder Nussmus

Zwiebel, Gemüsewürfelchen und heiss abgespülte Hirse glasig dünsten. Heisse Gemüsebrühe dazugiessen, würzen und 20 Min. kochen. Beim Anrichten evtl. geriebenen Käse und Butter- oder Nussmus-Flöckchen darübergeben.

Schrotbrei
2 Essl. Schrot (Weizen, Hafer, Roggen)
3 Essl. Wasser
1 Prise Meersalz
1 Teel. Reform-Pflanzenmargarine
1 Essl. geriebenen Käse
1 Essl. gedünstete Zwiebelringe
beliebige Kräuter, feingeschnitten

Den Schrot 12 Stunden einweichen. Dann mit dem Wasser aufsetzen und 10 Min. kochen oder ½ Std. im Wasserbad kochen. Salzen. Auf den fertigen Schrotbrei Margarine, Käse, Zwiebelringe oder Kräuter geben.

Schrotbrei, roh (für 4 Portionen)
200 g Schrot aus Weizen, Hafer, Roggen, Gerste oder Hirse
ca. 3 dl Wasser oder Apfelsaft
1 Prise Meersalz oder
4 Teel. Obstsaftkonzentrat oder
4 Teel. Honig oder
etwas abgeriebene Schale von ungespritzter Zitrone
1–2 dl Milch pro Person

Den Schrot 6–12 Std. einweichen. Die Flüssigkeit soll den Schrot nur knapp bedecken und während des Einweichens aufgesogen werden. Würzen mit Meersalz, Obstkonzentrat, Honig oder Zitronenschale. Auf Wunsch Milch darüber giessen.

Weizenschrot-Auflauf (für 4 Portionen)
250 g Weizenschrot
8 dl Wasser
1 Prise Meersalz
1 kleiner Lauch
3 Eigelb
evtl. etwas geriebene Schale von ungespritzter Zitrone
3 Eiweiss
100 g Reibkäse oder
in Butter goldgelb gedünstete Zwiebelringe

Beilage:
saftige Gemüse, Tomaten, gedämpft oder Tomatensauce oder Kräutersauce

Den Schrot 6 Std. vorweichen und 10 Min. kochen, den fein geschnittenen Lauch mitkochen, salzen, evtl. Zitronenschale beigeben. Den fertigen Schrotbrei auskühlen lassen. Die verklopften Eigelb untermischen, zum Schluss das steifgeschlagene Eiweiss sorgfältig unterziehen. Die Masse lagenweise mit Reibkäse in eine gebutterte Auflaufform einfüllen (den Käse kann man auch durch gedünstete Zwiebelringe ersetzen). Im vorgeheizten Ofen ca. 30 Min. backen, bis sich eine helle Kruste gebildet hat.

Flocken mit Früchten und Milch
(wenn keine Milchunverträglichkeit besteht)
Verschiedene Flocken, übergossen mit frischer Vollmilch, sind eine beliebte Sommerspeise. Zur Mischung mit frischen Beeren und Früchten eignen sich Joghurt, Sauer- und Buttermilch besser, weil sie nicht wie Vollmilch gerinnen. Gedörrte Feigen, Zwetschgen oder Birnen, in kleine Stücke geschnitten und in Apfelsaft vorgeweicht, ergeben als Einlage in Sauermilch oder Joghurt ein nahrhaftes, erfrischendes und verdauungsförderndes Gericht.

Falscher Hackbraten aus Grünkernschrot
(für 4 Portionen)
250 g Grünkernschrot
4 dl Wasser
1 Essl. Öl
30 g Zwiebeln, gehackt
100 g Pilze, gehackt
(statt frischer Pilze Pilzwürze aus getrockneten Pilzen)
1 Essl. Petersilie, gehackt
Majoran, Miso, 1 Prise Meersalz
20 g geriebener Kräuterkäse oder Sbrinz
2 Eier
evtl. 1 Essl. Haferflocken
1 Essl. Öl
1 grosse Zwiebel, gehackt
750 g Tomaten
10 g Butterflöckchen

Schrot bei schwacher Hitze während 45 Min. im kaltenWasser aufquellen lassen. Zuerst die Zwiebel, dann auch die Pilze und die Petersilie in Öl dünsten und mit dem Grünkernbrei vermischen. Falls die Masse zu weich ist, etwas Haferflocken zufügen. Alle weiteren Zutaten (Kräuter, Salz, Käse und Eier) untermischen, einen Hackbraten formen und in eine Glasform einlegen.
Zuerst die Zwiebel, dann auch die Tomaten im Öl dämpfen, passieren und über den „Hackbraten" verteilen. Butterflöckchen aufsetzen. Im vorgeheizten Ofen bei Mittelhitze ½ Stunde backen und dabei mehrmals mit Tomatensauce begiessen.

Nudeln, Spaghetti, Makkaroni usw.
Bei einer Heildiät sollte man keine Eierteigwaren verwenden. Es gibt ja nebst den bekannten italienischen Teigwaren aus Hartweizen ausgezeichnete Vollkornteigwaren, Sojateigwaren, Dinkelteigwaren. Dazu findet man unzählige Saucen, die allerdings oft viel Fett (Öl, Butter, Käse, Rahm) enthalten.
Am bekömmlichsten sind die al dente gekochten Teigwaren mit einer klassischen oder einfachen Tomatensauce (s. Rezepte im Kapitel Saucen).

Spätzle oder Knöpfli (ohne Ei)
(nur bei Normalkost)
60 g Vollkornmehl
20 g Sojamehl
1 dl Milchwasser
1 l Wasser
1 Prise Meersalz
1 Essl. Reform-Pflanzenmargarine
Zwiebelstreifen
Schnittlauch und Petersilie

Vollkorn- und Sojamehl und Milchwasser gut mischen und klopfen, bis der Teig Blasen wirft, dann mindestens 1 Std. ruhen lassen.
Wasser mit Meersalz zum Kochen bringen. Den Teig portionenweise durch ein grob gelochtes Sieb ins kochende Wasser streichen oder auf ein Holzbrettchen geben und mit einem Messer feine Streifen ins kochende Wasser fallen lassen.
Knöpfli oder Spätzle ziehen lassen, bis sie an die Oberfläche steigen. Mit einem Schaumlöffel herausnehmen und auf einer heissen Platte anrichten. Nach Wunsch mit in Pflanzenmargarine (oder ganz ohne Fett) gerösteten Zwiebelstreifen, Schnittlauch und Petersilie verfeinern.

Spinat- oder Tomatenknöpfli
70 g Vollkornmehl (davon ⅓ Sojamehl)
1 Ei
1 dl Milchwasser
1 Handvoll Spinat, roh, gehackt
oder 1 Teelöffel Tomatenpüree
1 dl Wasser
1 Prise Meersalz
Schnittlauch und Petersilie

Vollkorn- und Sojamehl, Ei und Wasser zu einem glatten Teig verarbeiten und 1 Stunde ruhen lassen. Knöpfli oder Spätzli zubereiten wie obiges Rezept, den Spinat oder das Tomatenpüree beifügen. Würzen mit Schnittlauch und Petersilie.

Vollkornbrot, selbst gebacken

Am besten verschafft man sich im Reformhaus Weizen- oder anderen Getreideschrot aus garantiert biologischem Anbau. Oder man kauft gereinigte Körner von Weizen oder anderen Getreidesorten und schrotet sie in der eigenen Schrot- oder grob gestellten Kaffeemühle.

Zutaten für ein Brot von rund 1½ kg Gewicht:
1 kg geschrotetes Vollkorngetreide
10 g Presshefe
1 gestrichenen Essl. Meersalz
½ l Wasser
1 Essl. Öl

Man schrotet die Körner in einer kleinen Hausgetreide- oder in einer grob gestellten Kaffeemühle oder lässt sie in einer kleinen Kundenmühle mahlen, falls eine solche in der Nähe noch besteht. Damit das Vollkornbrot nicht leicht bröckelig wird, sondern schöne Konsistenz und Zusammenhalt bekommt, so dass das Brot schneidbar wird, gibt man einen Esslöffel Öl dazu, was dem Brot auch einen angenehmen Geschmack verleiht.

Das geschrotete Getreide gibt man in eine Schüssel, macht in der Mitte eine Mulde, fügt die mit (lauwarmen) Wasser verdünnte Hefe (sie muss leicht vom Löffel fliessen) bei und mischt sie mit etwas Mehl zu einem nicht zu dicken Vorteiglein. Darüber noch etwas Mehl, damit sich keine Kruste bildet beim „Gehen“. Die Schüssel wird zugedeckt und an einem warmen Ort gestellt, bis der Teig gut „gegangen“ ist. Das dauert, je nach der Wärme, 1–3 Stunden. Jetzt nimmt man ½ l lauwarmes Wasser, löst darin das Salz auf und gibt das Öl bei, arbeitet das Wasser langsam ins Mehl hinein, und knetet dann 15–20 Minuten lang gründlich unter ständigem Wenden und Drehen des Teiges, bis er schmiegsam und doch fest ist. Zum Schluss klopft man ihn 20 mal kräftig auf den Tisch, indem man ihn mit beiden Armen hochhebt und auf den Tisch schlägt. Dann den Teig in der Schüssel wieder ½ Stunde lang in der Wärme ruhen lassen, einen länglichen Laib formen und in die ausgebutterte oder ölbestrichene und mit Haushaltsmehl bestäubte Cakeform geben (gut andrücken). 10–15 Minuten ruhen lassen. Form nur zu ⅔ füllen, da die Brote stark aufgehen. Jetzt in den Ofen (leicht vorgewärmt) und auf kleinem Feuer backen. Die richtige Backzeit ist fast bei jedem Ofen wieder etwas anders und muss ausprobiert werden. Die richtige Einstellung hat man dann gefunden, wenn es etwa 2 Stunden dauert, bis das Brot fertig ist. Kürzer bringt starke Kruste und unausgebackene Krume, länger gibt ausgetrocknetes Brot.

Nicht vor dem zweiten Tag essen. Gut 8 Tage lang haltbar, wenn an kühlem (nicht kaltem) Ort luftig aufbewahrt.

Man kann auf die gleiche Art auch festliche Brötchen backen: ½ l Wasser und ½ l Milch, statt Wasser und Öl, dazu 25 g Butter. Runde Kugeln (etwa 80 g Teig) formen und flach drücken. Backzeit 20 bis 30 Min.

Belegte Brötchen

Belegte Brötchen sind allgemein beliebt, als Vorspeise oder für ein sommerliches Abendessen, auch als Proviant für Wanderungen und Reisen oder als Mittagsverpflegung im Büro.

Aufstriche und Zutaten lassen sich auf immer neue Weise variieren, es stehen auch verschiedene vollwertige Brotsorten zur Verfügung, teilweise bereits vorgeschnitten.

Die Rezepte sind hier für 4 Personen berechnet.

Grundaufstriche

Bei strenger Diätform die Brötchen nur mit Quark bestreichen und mit Rohkost belegen.

Guacamole (Avocadomousse)
2 reife Avocados
Saft von ½ Zitrone
½ kleine Zwiebel, gehackt
2 Knoblauchzehen, durchgepresst
evtl. Meersalz und weisser Pfeffer

Das herausgelöste Fruchtfleisch der Avocados mit dem Zitronensaft im Mixer pürieren. Zwiebel und Knoblauch darunter mischen und mit Meersalz und weissem Pfeffer abschmecken. Evtl. 1 Essl. Soja-Creme (anstelle von Crème fraiche) unterziehen.

Süsse Avocadocreme
1 reife Avocado
4 Essl. frisch gepresster Orangensaft
1 Essl. Honig
1 Messerspitze Ingwerpulver

Das herausgelöste Fruchtfleisch der Avocado zu Mus zerdrücken oder mixen und mit den anderen Zutaten vermischen. Sofort servieren.

Tofuaufstrich mit Nüssen
250 g Tofu, püriert
2 feingehackte Frühlingszwiebeln
50 g Nüsse (Haselnüsse, Baumnüsse, Mandeln, Cashews)
evtl. Meersalz und weisser Pfeffer

Die Nüsse im Ofen oder in einer trockenen Pfanne leicht anrösten, abkühlen lassen und mahlen. Mit dem pürierten Tofu und den Zwiebeln vermischen, mit Meersalz und Pfeffer abschmecken.

Meerrettichbutter (für 2 Personen)
100 g Reform-Margarine
1 Essl. feingeriebener Meerrettich

Beides gut miteinander mischen.

Quark-Aufstrich mit Kräutern
100 g Quark
10 g Reform-Pflanzenmargarine
Kelpamare oder Miso
Kümmel oder Schnittlauch oder Kräuter wie Dill, Borretsch, Liebstöckel, Basilikum, Origano, Pfefferminze usw.

Quark und Pflanzenmargarine schaumig rühren, Gewürze und abwechslungsweise einzelne Kräuter oder eine Mischung davon daruntermischen.

Weitere Quarkaufstriche siehe Rezepte Seite 105

Garnituren
Die bestrichenen Brötchen können auf folgende Arten garniert werden:
mit Karotten- oder Sellerierohkost
mit Tomaten, frischen Gurken, Radieschen, Kresse, Zwiebelringlein,
Nüssen, Petersilie, Schnittlauch usw.

Saucen

Bei einer Heildiät sind die Saucen ein schwieriges Kapitel, denn fast alle Rezepte enthalten viel Fett (Butter, Öl, Rahm) sowie Käse und Eier. Auf jeden Fall sollte man die Verbindung von heissem Fett und Mehl (Béchamelsauce) meiden; diese Mischung ist sehr belastend für Magen, Leber und Darm. Wir haben hier ein paar erlaubte Rezepte zusammengestellt, wobei einige von den klassischen abweichen – nichtsdestotrotz ausgezeichnet schmecken!

Klassische Béchamelsauce (Rezept 1)
(als Ausnahme bei Normalkost)
½ Essl. Reform-Pflanzenfett
½ Essl. Butter
1 Essl. Mehl
½ dl Milch
½ dl Gemüsebrühe oder Wasser
1 Prise Meersalz, Muskat
frisch gemahlener weisser Pfeffer

Butter und Pflanzenfett erwärmen, das Mehl hineinsieben und leicht dünsten. Milch und Gemüsebrühe langsam unter ständigem Rühren beifügen. 20 Minuten kochen. Salzen und würzen.

Béchamelsauce ohne Ei (Rezept 2)
Für 4 Personen:
2–3 Essl. Weizenmehl
1 l Milch
1 Lorbeerblatt
1 Essl. Gemüsebrühe
1 geriebene Zwiebel
je 1 Prise Meersalz, Muskat und frisch gemahlener weisser Pfeffer
gehackte Petersilie

Das Mehl ohne Fett kurz rösten, bis es duftet (es darf nicht dunkel werden), dann leicht abkühlen lassen. Unter ständigem Rühren die Milch beifügen, Lorbeerblatt, Gemüsebrühe und Zwiebel dazu geben und alles aufkochen. Würzen. Nach ca. 5 Minuten das Lorbeerblatt entfernen, die Sauce anrichten und mit Petersilie bestreuen.

Aus dieser Grundsauce lassen sich viele Varianten herstellen, z.B.
Meerrettichsauce: zum Schluss 10 g fein geraffelten Meerrettich beigeben und die Sauce noch 5 Min. fertig kochen.
Kapernsauce: die fertige Sauce mit ganzen oder gehackten Kapern und Zitronensaft abschmecken.
Olivensauce: die Sauce mit 4–5 Essl. Tomatenmark und 2 Essl. gehackten Oliven rasch aufkochen. Evtl. mit einer Messerspitze Cayennepfeffer nachwürzen
Kräutersauce: unter die fertige Sauce viel feingehackte Kräuter wie Petersilie, Liebstöckel, Kerbel, Basilikum, Estragon, Origano usw. mischen.
Champignonsauce: unter die fertige Sauce 3–4 Essl. feinst gehackte rohe Champignons mischen und mit Zitronensaft abschmecken.

Béchamelsauce (Rezept 3)
Für 4 Personen:
2 Essl. Weizenmehl
½ l Sojamilch
1 Lorbeerblatt
1 fein geriebene Zwiebel
2 Teel. Rotes Miso
je 1 Prise Pfeffer und Paprika
gehackte Petersilie

Den Weizen ohne Fett kurz rösten, bis er aromatisch duftet. Etwas abkühlen lassen, dann unter ständigem Rühren die Sojamilch zugiessen, Lorbeerblatt und Zwiebel beifügen und alles knapp 5 Min. kochen lassen.
Das Miso darunterrühren, das Lorbeerblatt entfernen und die Sauce mit Pfeffer und Paprika abschmecken. Gehackte Petersilie darüberstreuen.
(Miso ist eine fermentierte Sojabohnenpaste, die sich ausgezeichnet zum Würzen eignet und ähnlich wie die bekannte Sojasauce schmeckt, aber kein Kochsalz enthält.)

Tomatensauce, klassisches Rezept
½ Essl. Reform-Pflanzenfett
1 Essl. Zwiebel
½ Knoblauchzehe, durchgepresst
2 Essl. Karotten, Sellerie, Lauch
2 kl. Tomaten
1 Prise Meersalz
1 Prise Vollzucker (Succanat)
1 Teel. Tomatenpüree
1 ½ dl Gemüsebrühe oder Wasser
Lorbeerblatt, Rosmarin, Thymian

Gehackte Zwiebel, durchgepressten Knoblauch und grobgeschnittenes Gemüse im Pflanzenfett gut dämpfen. Die in Stücke geschnittenen Tomaten und das Tomatenpüree mitdämpfen. Gemüsebrühe oder Wasser beifügen, würzen und ½ Std. leise köcheln lassen. Auf Wunsch passieren.

Tomatensauce auf einfache Art
3 Tomaten
je 1 Prise Meersalz und Vollrohrzucker
Schnittlauch, Basilikum
1 Essl. Olivenöl

Tomaten in Stücke schneiden, weich dämpfen, würzen und auf Wunsch passieren. Zum Verfeinern etwas Olivenöl beigeben.

Tomatensauce, roh (für 4 Personen)
500 g Tomaten
1 Teel.Zitronensaft
1 Knoblauchzehe, durchgepresst
1 Prise Meersalz
1 Prise Vollrohrzucker
wenig Rosmarin, Thymian, Schnittlauch
Basilikum
oder 1 Salbeiblatt
evtl. etwas geriebener Meerrettich

Am besten eignen sich die länglichen italienischen San Marzo-Tomaten. In Stücke schneiden und passieren. Mit den übrigen Zutaten mischen. Die Kräuter wahlweise, fein gehackt beifügen. Schmeckt im Sommer sehr fein zu einem Teller Vollkornspaghetti.

Mayonnaise klassisches Rezept
(nur bei Normalkost)
für 4 Personen:
1 Eigelb
1 Essl. Zitronensaft
2 dl Öl
1 Prise Meersalz
Zwiebel, Kräuter, wenig Kelpamare

Das Eigelb mit einigen Tropfen Zitronensaft gut zerquirlen. Unter gleichmässigem Rühren mit dem Schwingbesen das Öl tropfenweise beifügen. Wird die Mayonnaise zu dick, mit etwas Zitronensaft verdünnen. Zuletzt nach Belieben würzen.

Remouladensauce klassisches Rezept
(nur bei Normalkost)
für 4 Personen:
Mayonnaise, nach obigem Rezept
1 hart gekochtes Ei, gehackt
1 Essl. Cornichons, gehackt
einige Kapern
1 Teel. Petersilie, gehackt
Tomatenwürfelchen

Die verschiedenen Zutaten mit der fertigen Mayonnaise vermischen, die Tomatenwürfelchen als Garnitur verwenden.

Mayonnaise ohne tierisches Eiweiss
siehe Rezept Seite 97

Remouladensauce ohne tierisches Eiweiss
für 4 Personen:
Mayonnaise ohne tierisches Eiweiss (Rezept Seite 97) zubereiten und mit 1 Essl. gehackten Cornichons, einigen Kapern und gehackter Petersilie vermischen. Zum Garnieren Tomatenwürfelchen.

Vinaigrette
für 4 Personen:
2 Essl. Olivenöl
2 Essl. Arachideöl
2 ½ Essl. Zitronensaft
2 Essl. Wasser oder Gemüsebrühe
½ Zwiebel, gehackt
1 Ei, hart gekocht, gehackt
1–2 Cornichons, gehackt oder fein gewiegt
Petersilie oder Schnittlauch
1 Essl. Tomatenwürfelchen
1 Prise Meersalz.

Öl, Zitronensft und Gemüsebrühe sämig schwingen, dann die weiteren Zutaten beifügen, gut vermischen.

Desserts

(diese Rezepte gelten alle für 4 Personen)

Desserts sollen sehr zurückhaltend genossen werden. Zum Süssen verwendet man Honig (besonders geeignet ist der Akazienhonig), Ahornsirup oder Agavensaft, Obstsaftkonzentrat (Birnel) oder den Vollrohrzucker der sich aber wegen seines ausgeprägten Eigengeschmacks nicht für jede Süssspeise eignet. Ganz wegzulassen sind Süssspeisen mit viel Zucker, Eiern und Rahm. Aber es gibt schmackhafte Varianten!

Fruchtsalat
2 Essl. Honig
1 dl Wasser
1–2 dl Traubensaft oder Süssmost
1–2 Essl. Zitronensaft
600 g Aprikosen oder Pfirsiche
Melonen
Äpfel
Birnen (weiche Sorte)
rote Kirschen, entsteint
alle Beerensorten

Wasser und Honig, Traubensaft und Zitronensaft aufkochen und erkalten lassen. Früchte, je nach Jahreszeit zusammengestellt, in feine Scheiben schneiden und in den Sirup geben.

Gefüllte Melonen
2 kleine Melonen
Fruchtsalat nach obigem Rezept

Die Melonen halbieren, aushöhlen und mit dem Fruchtsalat füllen.

Fruchtgelee
3 dl Wasser oder Traubensaft
1–2 Essl. Honig
10 g Agar-Agar, pulverisiert
7 dl Fruchtsaft von Orangen oder Beeren
Agar-Agar ist eine pflanzliche Gallerte, die statt der tierischen Gelatine für Gemüse- und Fruchtköpfchen, Saucen und Puddings verwendet wird.

Wasser mit Honig und Agar-Agar gut zerquirlen und auf kleiner Flamme unter stetigem Rühren erhitzen, bis sich das Agar-Agar ganz aufgelöst hat. Fruchtsaft damit vermischen und sofort in Gläser oder Dessertcoupes anrichten. Nach Belieben mit Sesamrahm (Rezept Seite 100) garnieren.

Apfelmus
800 g Äpfel
2 dl Wasser oder Süssmost
1–2 Essl. Honig
Zimt oder Zitronenschale
1 dl Sesamrahm (Rezept Seite 100)

Äpfel von Stiel und Fliege befreien, in Stücke schneiden, zusammen mit dem Wasser oder Süssmost und dem Honig weich kochen und passieren. Zimt oder Zitronenschale (von ungespritzten Zitronen!) daruntermischen. Zum Verfeinern Sesamrahm zum Apfelmus servieren.

Apfel- oder Birnenkompott
800 g Äpfel oder Birnen
2–3 dl Wasser oder Süssmost
1 Essl. Honig
abgeriebene Zitronenschale (von ungespritzten Zitronen)
oder etwas Zimt

Äpfel oder Birnen schälen, Kerngehäuse entfernen und in Schnitze schneiden. Die Flüssigkeit zum Kochen bringen, Honig und Zitronenschale oder Zimt beifügen und die Äpfel oder Birnen darin weich kochen.

Gefüllte Äpfel I
800 g Äpfel
½ l Wasser oder Süssmost
1 Essl. Honig
¼ Zimtstengel
Quitten-, Himbeer- oder Johannisbeergelee (Rezept Seite 129)
oder Rosinen und Weinbeeren mit etwas Honig

Wasser oder Süssmost mit Honig und Zimtstengel zum Kochen bringen. Äpfel schälen, halbieren, aushöhlen, portionenweise in den heissen Saft geben und langsam weich kochen. Mit dem Schaumlöffel herausheben und mit der Schnittfläche nach oben auf einer flachen Platte anrichten. Mit dem gewünschten Gelee oder mit der Rosinen-Weinbeeren-Honigmischung die Äpfel füllen.

Gefüllte Äpfel II
4 grosse oder 8 kleine Äpfel
4 Essl. Haselnüsse, gemahlen
2 Essl. Korinthen
4 Essl. Sesamrahm (Rezept Seite 100)

1–2 Essl. Honig
abgeriebene Zitronenschale (von ungespritzter Zitrone)
10 g Butter oder Pflanzenmargarine oder Nussmus
1 Essl. Vollzucker
1–2 dl Süssmost

Haselnüsse, Korinthen, Sesamrahm, Honig und Zitronenschale vermischen, in die vorbereiteten Äpfel (Kerngehäuse entfernt, Schale eingeritzt) einfüllen und in eine Auflaufform geben. Butter, Pflanzenmargarine oder Nussmus und Zucker auf die Äpfel verteilen und Süssmost 1 cm hoch dazugiessen. 20–30 Min. im Ofen backen.

Dörrobst-Salat mit Trauben und Pinienkernen
200 g gedörrte Feigen
200 g Datteln
200 g gedörrte Äpfel
400 g weisse Trauben
Saft von 1 Zitrone
2 Essl. Honig
50 g Pinienkerne

Die Dörrfrüchte zerkleinern, die Hälfte der Trauben halbieren, die andern auspressen. Alle Früchte in eine Schüssel geben. Den Saft der Zitrone und der Trauben mit dem Honig gut mischen, über die Früchte giessen. Vor dem Servieren kühl stellen. Die Pinienkerne trocken rösten und über den Fruchtsalat streuen.

Heitisturm (Heidelbeerbrei)
(leicht stopfend)
1 kg Heidelbeeren
80–100 g Fruchtzucker
2 dl Wasser
1 Essl. Mehl
2 Essl. Wasser
30 g Butter
20 g Brotwürfelchen

Die Heidelbeeren waschen, zusammen mit Wasser und Fruchtzucker 5–10 Minuten kochen. Das Mehl mit Wasser anrühren, beifügen, aufkochen und anrichten. Die Brotwürfelchen in Butter leicht rösten und darübergeben.

Erdbeer- oder Himbeercreme
300 g Beeren
Vanillecreme
1–2 dl Rahm oder Sesamrahm (Rezept Seite 100)

Eine Vanillecreme nach Rezept Seite 131 zubereiten und mit den gemixten oder passierten Beeren vermischen. Rahm oder Sesamrahm darunter ziehen oder separat dazu servieren.

Zitronencreme
¾ l Milch
1–2 Zitronen, ungespritzte
1 Essl. Maizena oder Pfeilwurzmehl
3 Essl. Milch
2 Essl. Honig
Rahm oder Sesamrahm (Rezept Seite 100) nach Belieben

Die dünn abgeschälte Zitronenschale mit der Milch aufkochen, das mit etwas kalter Milch angerührte Maizena oder Pfeilwurzmehl zugeben und nochmals aufkochen, Honig dazufügen, unter ständigem Schwingen zurück in die Pfanne geben und bis vors Kochen bringen. Die erkaltete Creme absieben und einige Löffel Zitronensaft dazugeben, ebenso Sesamrahm nach Belieben.

Orangencreme
Zubereiten wie Zitronencreme (siehe Rezept oben)

Orangensulzköpfchen
5 dl Orangensaft
5 g Agar-Agar, pulverisiert (pflanzliche Gallerte, statt Gelatine)
1 Essl. Fruchtzucker

3 dl Orangensaft, Agar-Agar und Zucker gut zerquirlen und auf kleiner Flamme

unter stetigem Rühren erhitzen (nicht kochen), bis sich das Agar-Agar vollständig aufgelöst hat. Restlichen Orangensaft dazugeben und in kalt ausgespülte Förmchen anrichten. Kaltstellen.

Bananencreme
8 dl Joghurt oder Kaffeerahm oder Mandelrahm
2–3 Essl. Zitronensaft
evtl. 1 Teel. Honig
8 reife Bananen

4 Bananen mit der Gabel schaumig schlagen und mit den übrigen Zutaten gut vermischen. Die restlichen Bananen in Rädchen schneiden und in die Creme einlegen.

Sesamstengelchen
100 g Syramena-Zucker
2 Essl. Honig
100 g Sesam, nicht gemahlen

Syramena-Zucker ist ein heller Vollrohrkristallzucker und in Bioläden erhältlich. Den Zucker in einer trockenen Pfanne erhitzen und rühren, bis ein helles Karamel entstanden ist. Den flüssigen Honig dazugiessen und gut vermischen. Sesam hineingeben und nochmals gut mischen. Die Masse in eine Form oder auf ein eingeöltes Brett giessen, leicht abkühlen lassen und in Vierecke oder Rauten schneiden. Erkalten lassen.

Vanillecreme
1 Vanilleschote
¼ l Wasser
40 g Weizenmehl
3 Essl. Honig
ca. 200 ml Sojamilch

Die Vanilleschote mit spitzem Messer aufschneiden, das Mark herauskratzen und alles mit dem Wasser aufkochen lassen. Das Weizenmehl unter ständigem Rühren in das Vanillewasser geben und zu einem dicken Brei ausquellen lassen. Etwas abkühlen lassen, dann den Honig und die Sojamilch gut darunter rühren. Je nach dem Quantum der Sojamilch entsteht eine Vanillecreme oder eher eine Vanillesauce. Bis zum Servieren kalt stellen.

Vanillesauce
s. Vanillecreme (Rezept oben)

Mandelmilchsauce
4 dl Milch
50 g Mandeln oder Mandelmus
2 Essl. Honig
1 Essl. Maizena oder Pfeilwurzmehl
2 Essl. Wasser

Milch zusammen mit den geschälten, geriebenen Mandeln (oder dem Mandelmus) und dem Honig aufkochen. Maizena oder Pfeilwurzmehl im kalten Wasser anrühren und in die kochende Milch einrühren. Die fertige Sauce gut mixen.

Hagebuttensauce
70 g Hagebuttenpüree
oder Hagebuttenmark
2 dl Wasser oder Traubensaft
1–2 Essl. Honig
evtl. einige Tropfen Zitronensaft

Die Zutaten zusammen aufkochen, den Zitronensaft zuletzt beifügen.

Rotweinsauce
2 dl Wasser
Zitronen- oder Orangenschale (von ungespritzten Früchten)
1 Zimtstengel
1 Nelke
1–2 Essl. Honig
2 dl roter Traubensaft
20 g Mandeln
Wasser, Schale, Gewürze und Honig zusammen einige Min. kochen, dann absieben. Traubensaft dazugeben und erwärmen (nicht kochen). Die geschälten, in Stifte geschnittenen Mandeln beifügen.

Rote Grütze (Kaltschale)
7 dl Johannisbeer-, Himbeer- oder Erdbeersaft
3 dl roter Traubensaft oder Wasser
70 g Griess
1 Essl. Maizena

Beerensaft und Traubensaft zusammen aufkochen, Griess und Maizena einrühren und 10 Min. kochen. In ausgespülte Puddingform einfüllen und kalt stellen.
Mit Vanillesauce (Rezept Seite 131) oder Mandelmilchsauce (Rezept Seite 131) servieren.

Rote Grütze dänische Art
1 kg Beeren (Himbeeren, Johannisbeeren, Erdbeeren oder
entsteinte Kirschen oder alles gemischt)
1 l Fruchtsaft (z.B. Holunder)
2 Päckchen Agar-Agar
Honig nach Geschmack
½ Teel. Naturvanille
Sesamrahm flüssig (Rezept Seite 100)

Gesäuberte und eventuell zerkleinerte Früchte in eine Schüssel geben, mit Honig und Vanille vermischen. Fruchtsaft mit Agar-Agar nach Vorschrift erhitzen und über die Früchte giessen. Die Grütze erstarren lassen. Dazu den flüssigen Sesamrahm servieren.

Die Wasseranwendungen (Hydrotherapie)

Besonders wertvoll ist die Anregung des Kreislaufs durch eine **warme Dauerbrause,** Wechselbrause oder **Trockenbürsten am Morgen.** Man vermeide aber einen Schock durch kaltes Wasser, denn der Migränepatient reagiert leicht mit Gefässspasmen. Aus der Bettwärme heraus sollen keine kalten Brausen oder Bäder appliziert werden, ohne **vorherige gründliche Erwärmung** durch Bewegung (Frühturnen, Morgengymnastik), eine warme Dusche oder ein warmes Bad. Bei Frieren tagsüber warmes **Übergiessen der Nacken- und Rückenregion, abends aufsteigende Knie-Schenkelbäder mit anschliessend kaltem Guss,** allenfalls **Wadenwickel.** Regelmässige Ruhezeiten. Keine Rosskuren. Die an sich wertvollen **Sonnen-, Schlenz- und Saunabäder** dürfen nur nach gründlicher ärztlicher Untersuchung und auch dann nur nach genauer Vorschrift genommen werden; denn wenn zum Beispiel Herdinfekte, Herzschäden und ähnliches besteht, können diese durch unvorsichtige und übertrieben Anwendungen solcher Bäder aktiviert werden.

Der Unteraufschläger

Da auch der Unteraufschläger im Bette zu nehmen ist, legt man, um das Nasswerden der Matratze oder des Strohsackes zu verhüten, über das Leintuch ein anderes Linnenstück, darüber der Breite nach eine Wolldecke („Kotze“). Dasselbe mehrfach (3–4-fach) zusammengelegte, vorher durchnässte und ausgewundene, rohe Linnenzeug wird der Länge nach so auf die Wolldecke ausgebreitet, dass es vom letzten Halswirbel an die ganze Wirbelsäule, den ganzen Rücken hinunterreicht. Darauf legt man sich mit dem Rücken, schlägt, um sich luftdicht abzuschliessen, die ausgebreitete Wolldecke nach beiden Seiten ein und deckt sich mit Wolle und Federbett gut zu. Der Unteraufschläger soll ¾ Stunden gebraucht und im Verlängerungsfalle erneuert, von Neuem eingetaucht werden, da er durch Kälte wirken soll. Sobald die vorgeschriebene Zeit verstrichen, entfernt man die nassen Tücher, kleidet sich an und macht Bewegung, oder man bleibt noch eine kleine Zeit im warmen Bette liegen.

Die Nackengymnastik

Kopf- und Nackenschmerzen die in den Rücken, in die Arme und Hände austrahlen haben ihre Ursache in einer schlechten Haltung, die oft berufsbedingt ist.

Die Nackenwirbelsäule zeigt im Röntgenbild Veränderungen, die Bandscheiben haben nicht mehr den nötigen Raum, die Nervenaustritte sind eingeengt, ebenso die vom Kopf abführenden Venen.

Deshalb sollte in der Bekämpfung von Kopf- und Nackenschmerzen immer auch an der Aufrichtung der Wirbelsäule im Allgemeinen, wie auch der Halswirbelsäule im besonderen Gearbeitet werden.

Der Kopf, der 4 ¼ bis 5 kg schwer ist, muss getragen sein von einer flexiblen Wirbelsäule, die umgeben ist von kraftvollen Muskeln und Bändern. Die Erhaltung der Beweglichkeit und Förderung der Kraft der stützenden Muskulatur, dies sind Aufgaben einer gezielten Nackengymnastik

Im Rahmen dieses Handbuches ist es nur möglich ein paar wenige Hinweise zur Aufrichtung und zur Kräftigung der Nackenregion zu geben.

Nackengymnastik kann zusammen mit anderen im hier vorliegenden Buch empfohlenen Anwendungen vielen Menschen Hilfe bringen. Dabei ist eine genaue Ausführung der Anweisungen, sowie ein regelmässiges und über längere Zeit durchgeführtes Training unerlässlich. Schon bald erleben die Patienten die befreiende Wirkung der Übungen und Veränderung in ihrer Haltung, die äusserlich sichtbar und innerlich erfahrbar wird.

Bevor mit den Übungen begonnen wird, hier noch einige Hinweise

- Die die Zeichnungen begleitenden Texte *genau* lesen. Von der exakten Ausführung hängt der Erfolg ab.
- Mit geschlossenen Augen die Wirkung der einzelnen Übungen zu spüren versuchen.
- *Langsam* üben, sich Zeit lassen.
- *Den Atem nicht anhalten* – er sollte im natürlichen Thythmus (aus – Atempause – ein) ruhig strömen.
- *Die einzelnen Übungen mehrmals wiederholen, aber Ermüdung vermeiden.* Nur *langsam* die Übungsdauer steigern. Die Schmerzgrenze nicht überschreiten! So wird allmählich eine grössere Leistungsfähigkeit und bessere Beweglichkeit erarbeitet.
- *Die während des Übens gemachten Erfahrungen in den Tageslauf integrieren!* Immer wieder im Sitzen, im Stehen und im Gehen die Aufrichtekraft schulen.

Haltungskorrektur im Sitzen an der Wand

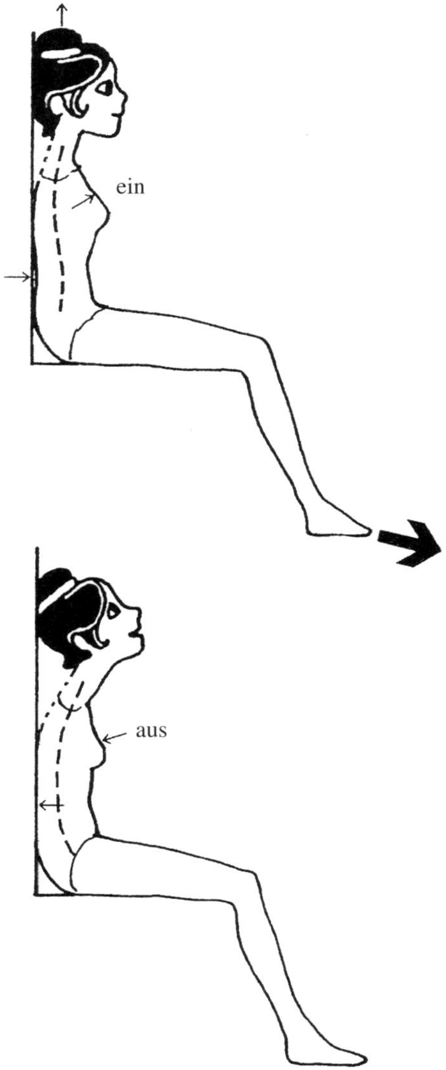

Ausgangshaltung
Aur einem Hocker sitzend das Becken, den Brustkorb und den Hinterkopf im Kontakt mit der Wand fühlen. Kinn und Augen geradeaus richten. Füsse so weit nach vorn stellen, dass Ober- und Unterschenkel einen stumpfen Winkel bilden. Arme locker.

Ausführung
Die Füsse, im guten Kontakt mit dem Boden, geben einen leichten Druck *schräg* vorwärts – ohne zu gleiten! – in den Boden hinein (s. Zeichnung).
Dadurch richtet sich die Wirbelsäule – wenn sie *locker* ist – an der Wand entlang auf. Das Kreuz löst sich ein wenig von der Wand, die Halswirbelsäule streckt sich scheitelwärts. Die Vorstellung, ein kleines Gewicht auf dem Kopf ein wenig höher zu schieben, ist eine grosse Hilfe.
Alles geschieht *ohne* Anstrengung nur durch den feinen Schub der Füsse. Hier wird die *Aufrichtekraft* erfahren. Der Brustkorb weitet sich, das Brustbein hebt sich, der Atem strömt ein.
Nun löst man den feinen Druck der Füsse und lässt in der Körpermitte nach, ohne sich von der Wand zu entfernen. Jetzt berührt das Kreuz die Wand und die Halswirbelsäule neigt sich *leicht* rückwärts (s. Zeichnung).
Hier wird die *Schwerkraft* erfahren. Das Brustbein senkt sich – der Atem strömt aus.
Das Aufrichten und das Lösen mehrmals im Eigenrhythmus der Atmung üben.
Beim freien Sitz sollte man sich die Wand im Rücken vorstellen.

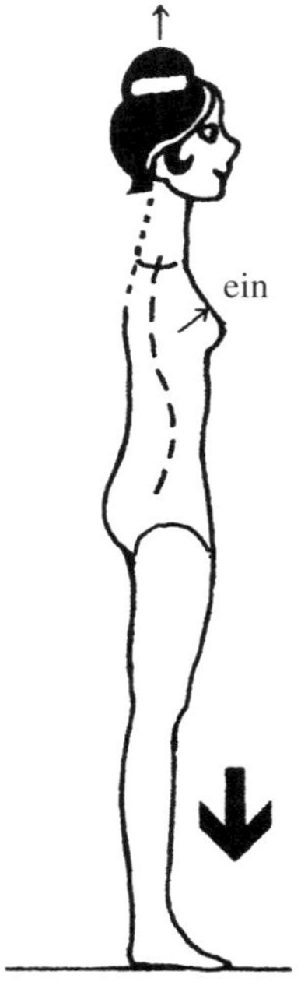

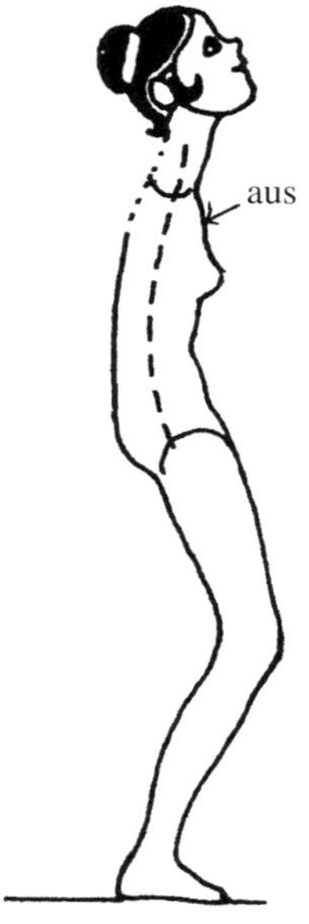

Haltungskorrektur im Stand

Beim Stand drücken die Füsse in den Boden hinein und man spürt die Aufrichtekraft durch den ganzen Körper bis zum Schädel. Die Knie müssen elastisch sein und nicht überstreckt und blockiert. Der unterste Teil des Gesässes ist in einer *minimen* Spannung (dadurch richtet sich das Becken auf und die Bauchdecke spannt sich leicht).
Der Abstand von den Hüften zum Brustkorb vergrössert sich. Die Arme hängen locker.
Die Schultern sind breit und frei. Der Brustkorb ist weit – die Atmung kann frei strömen.
Die Halswirbelsäule streckt sich und der Kopf wird getragen wie eine Krone.
Ohr, Schultern, Hüfte, Knie, Mitte der Füsse sind in *einer* Linie – im Lot.
Der Körper hat in dieser Aufrichtung den richtigen Muskeltonus.

Das Lösen geschieht wie es im Sitzen an der Wand beschrieben wurde (s. Zeichnung).
Dieser Wechsel von Aufrichtung und Lösung mehrmals in langsamem Tempo üben.

Aus der aufrechten Haltung mit kräftigem Abstossen der Füsse den Gang entwickeln. Eine leichte Belastung auf dem Kopf, z.B. eine Zeitung, ein Buch o.Ä. hilft im Stehen und im Gehen die gute Haltung zu kontrollieren.

Wenn die aufrechte Haltung der Wirbelsäule erarbeitet ist, müssen die Muskeln und Bänder der Nacken- und Schulterregion trainiert werden. Bei allen Kopfübungen bleibt die Wirbelsäule gerade aufgerichtet, die Schultern horizontal und breit.

Nackengymnastik im Sitzen auf einem Hocker oder Stuhl

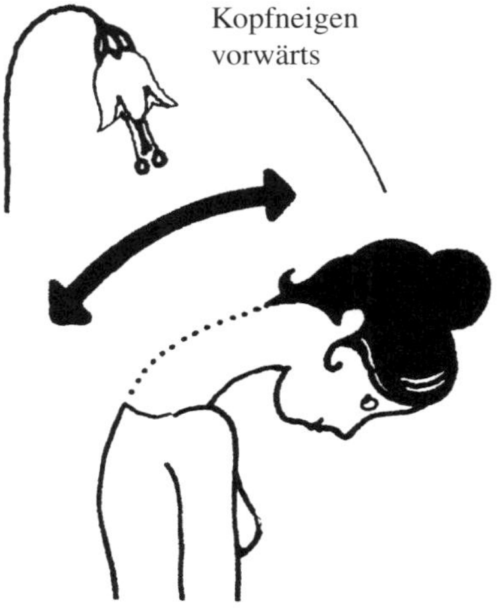

Den Kopf langsam nach vorn senken und in dieser Stellung sich auf das *Gewicht* des Kopfes konzentrieren – das Kinn sinkt immer tiefer. Dadurch dehnt sich die Nackenmuskulatur. In dieser Dehnung etwas verharren. Dann *langsam* die Nackenwirbelsäule wieder aufrichten, indem man sich vorstellt einen Halswirbel auf den anderen aufzubauen. Das Kinn bleibt bei der Aufrichtung nahe bei der Kehle. Zum Schluss sind Kinn und Augen wieder horizontal ausgerichtet (s. Zeichnung).

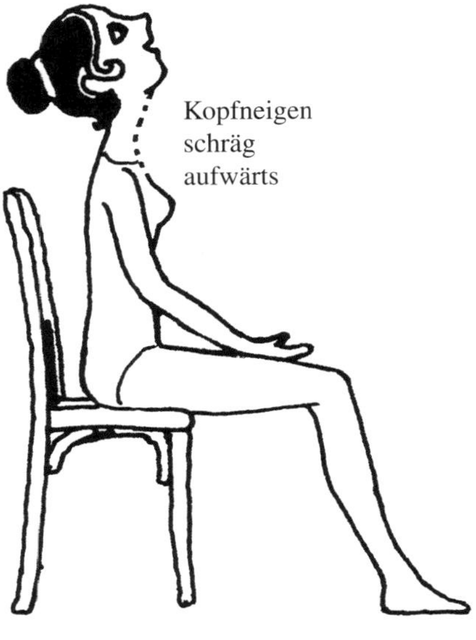

Anschliessend den Kopf schräg aufwärts ziehen – *nicht* abknicken! – dabei sollen die Lippen geöffnet sein. In dieser Dehnung der vorderen Halspartie etwas verharren, dann die Schädelbasis hochschieben und so die Nackenwirbelsäule wieder strecken. Die grösste Distanz zwischen dem Kopf und dem Schultergürtel anstreben.

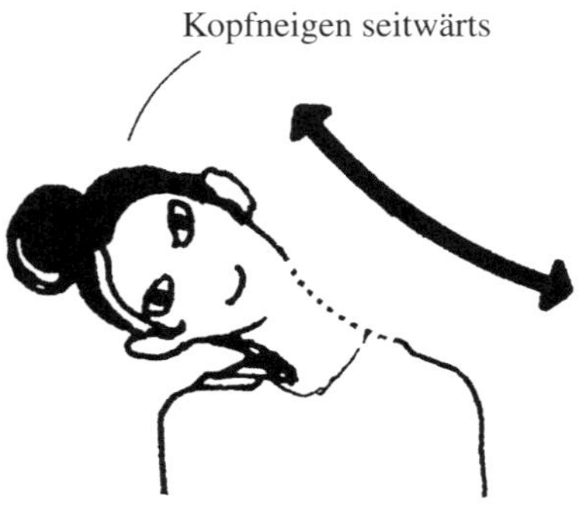

Nun den Kopf seitwärts sinken lassen (Ohr zur Schulter), so dass eine Seite gedehnt wird.

Dabei ist darauf zu achten, dass die Nasenspitze genau nach vorn zeigt (Spiegelkontrolle). Auch in dieser Stellung etwas verharren und die Schwere des Kopfes wirken lassen. Während der Aufrichtung bewusst die gedehnte Seite zusammenziehen und die gebogene hochschieben zur Ausgangshaltung zurück. Langsam gegengleich üben.

Kopfdrehen

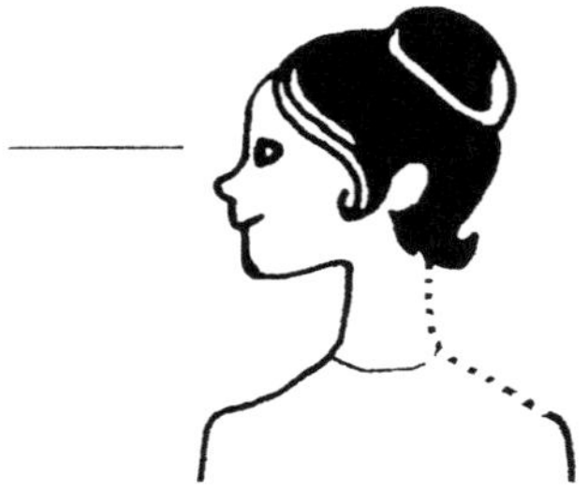

Die nächste Übung erhöht – bei richtiger Ausführung – die Beweglichkeit und den Bewegungsradius der Nackenwirbelsäule.

Aus der aufgerichteten Grundhaltung den Kopf langsam nach rechts respektive nach links in die Profilstellung drehen. Dabei gleiten die Augen über den Raum und schauen dann in der Seithalte so weit als möglich über die Schulter nach rückwärts ohne Anstrengung. Die Schultern bleiben ruhig.

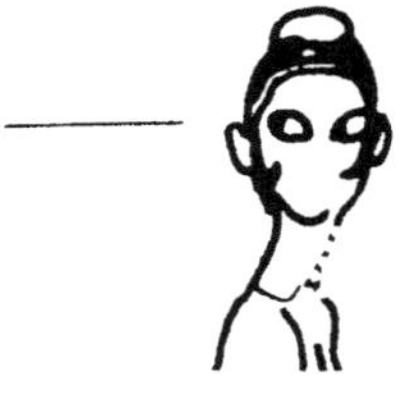

Nackenentspannung

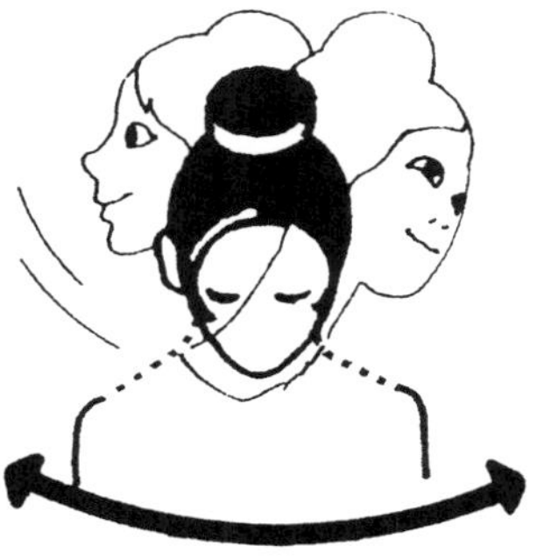

Nach diesen Übungen den Kopf vor dem Schultergürtel ganz locker von rechts nach links pendeln lassen von einer Profilstellung über tief zur anderen Seite – man stelle sich dabei eine grosse Glocke vor, die langsam schwingt.

Torsionsübung
Kopfdrehen mit gegenläufiger Schulterbewegung

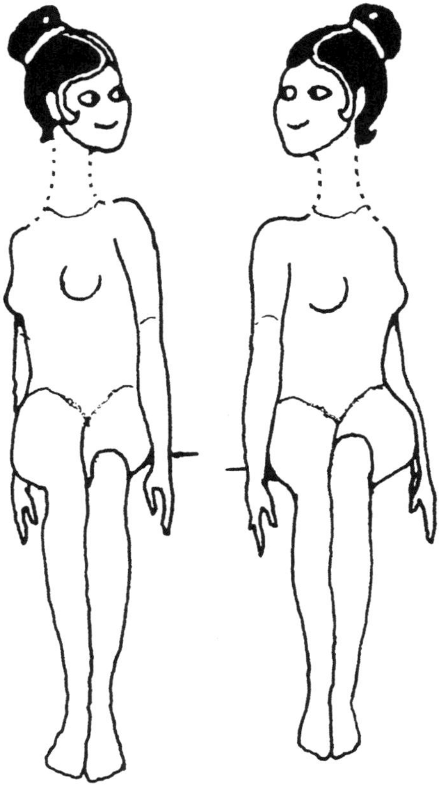

Die rechte Schulter nach vorn drehen *während* die linke nach hinten gezogen wird. Über die *vordere* Schulter den Kopf drehen und versuchen so weit als möglich nach rückwärts zu schauen.

Langsam den Wechsel von Schulterbewegung und Kopfdrehen vollziehen. Es entsteht eine Verwringungsbewegung (Torsion), die die Beweglichkeit der Halswirbelsäule erhöht.

Isometrisches Training
Zur Kräftigung der Nacken- und Schultermuskulatur

Bei diesen Übungen ist es wichtig, dass die ganze Wirbelsäule unverändert in der Geraden bleibt. Jede Abweichung schadet!

Im isometrischen Training wirken Druck und Gegendruck harmonisch zusammen, so dass ein Gleichgewicht der Widerstand gebenden Hände und des Kopfes entsteht.
Der Widerstand muss zuerst *ganz sanft* gegeben werden, bis er nach längerem Training gesteigert werden darf.

Die Spannung wird über 6 Sekunden durchgehalten und dann gelöst. *Lautes* Zählen von 1001–1006 bewirkt, dass die Atmung nicht angehalten wird, sondern frei strömt. Zudem ist damit das Zeitmass gegeben.

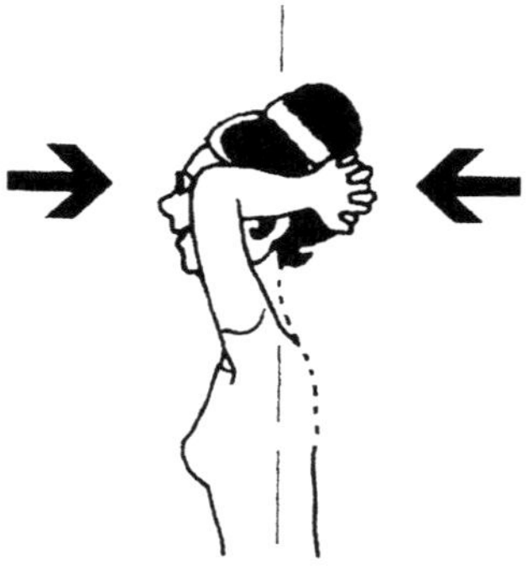

Zuerst werden die gefalteten Hände hinter der Rundung des Hinterkopfes angelegt.
Der Kopf drückt nun gegen die Hände und die Hände gegen den Kopf. Dabei bleibt die Halswirbelsäule gerade aufgerichtet (s. Zeichnung). Zählen und Spannung lösen.

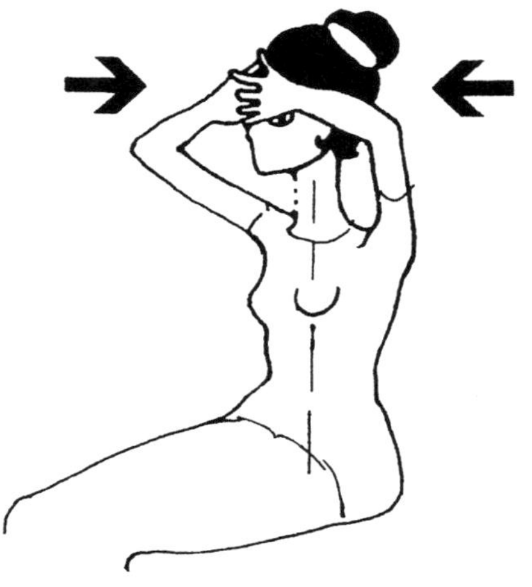

Die Hände gefaltet vor die Stirn legen. Nun drückt der Kopf nach vorn, während die Hände mit gleicher Kraft gegen den Kopf drücken. Dabei ist wieder ausschlaggebend wichtig, dass die Halswirbelsäule gerade aufgerichtet bleibt und nicht nach vorn verschoben wird. Die Arme nach aussen drängen. Zählen und Spannung lösen.

Nun mit der einen Hand gegen die eine Kopfhälfte drücken, während der Kopf gegen die Handfläche drängt. Achtung: Wirbelsäule muss *gerade* bleiben.

Zählen und Spannung lösen.
Gegengleich üben.
Danach die Arme locker schwingen.

Isometrisches Training

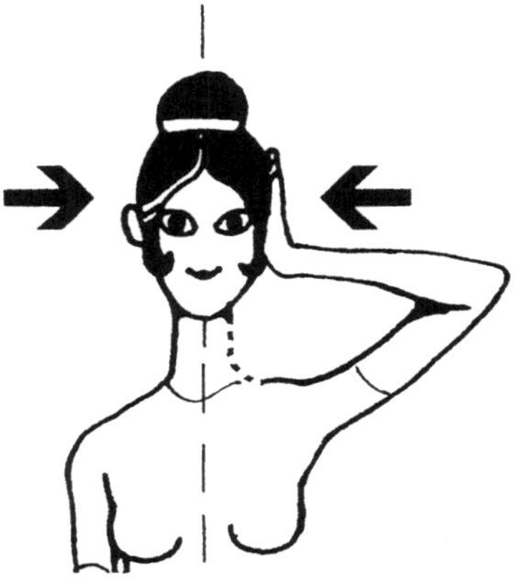

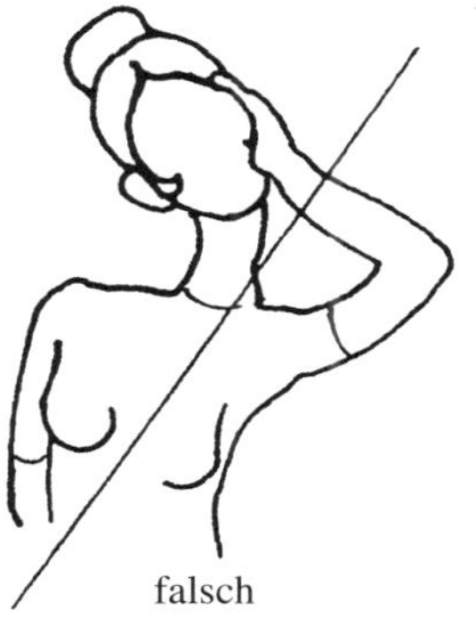

falsch

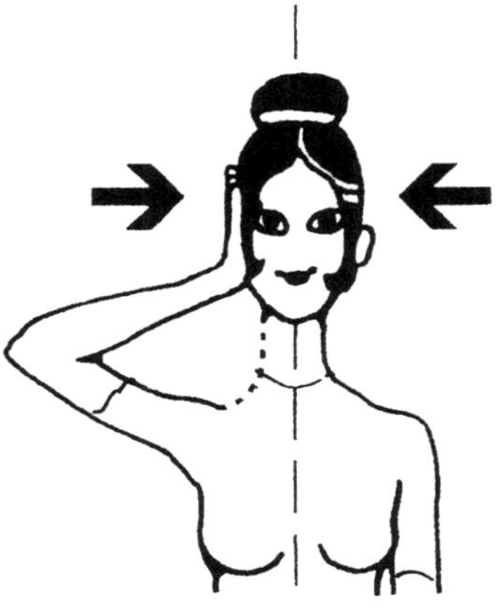

Das tägliche kleine Übungsprogramm sollte immer mit der Selbstmassage abgeschlossen werden. Auch währen des Tages – immer, wenn Müdigkeit oder Spannung gespürt werden – ist die tiefwirkende, durchwärmende Massage eine grosse Hilfe.

Ausganghaltung: (1)
Den Kopf leicht rückwärts neigen, damit die Nackenmuskulatur *weich* ist. Nur dann hat die Massage ihre entspannende Wirkung!

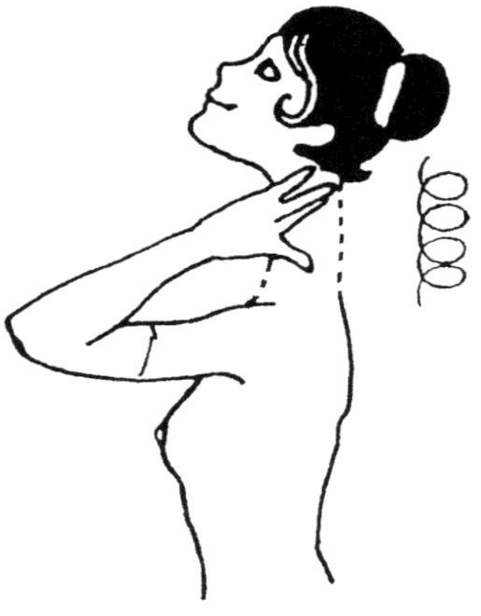

Ausführung:
Mit 2 Fingern beider Hände, die an der Schädelbasis beidseits der Wirbelsäule angelegt werden, mit tiefen, kreisenden Bewegungen die beiden Muskelzüge durcharbeiten in der Richtung zu den Schultern (s. Spirale auf der nebenstehenden Zeichnung).
Immer wieder an der Schädelbasis beginnend diese Massage mehrmals wiederholen.
Danach mit beiden Händen mit weichem Druck den Nacken und die Schultern in der Richtung zu den Achseln ausstreichen. Auch diese Bewegung mehrmals wiederholen.

Ausgangshaltung: (2)
Gerade aufgerichtete Halswirbelsäule. Die Hände beidseits des Halses über die Schultern legen (Fingerspitzen zwischen die Schulterblätter).

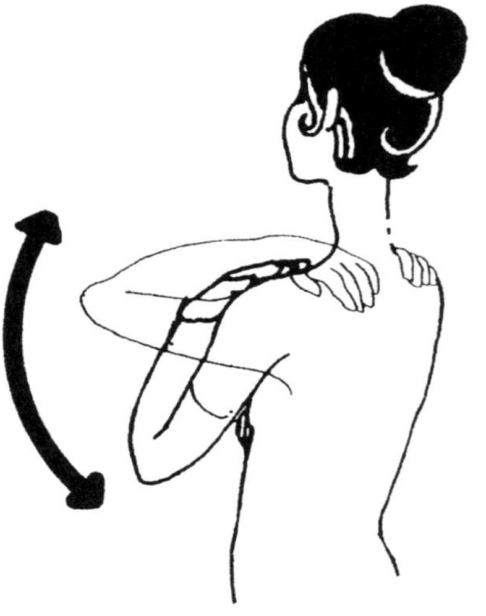

Ausführung:
Mit kräftigem Druck – Zug die Hände über die Schultern nach vorn und mit gleichem Druck – Zug wieder über die Schultern zurückführen. Es entsteht eine lebhafte Bewegung der Arme.
Diese Massage so oft wiederholen, bis sich die Haut rosig verfärbt und ein angenehmes Wärmegefühl empfunden wird.

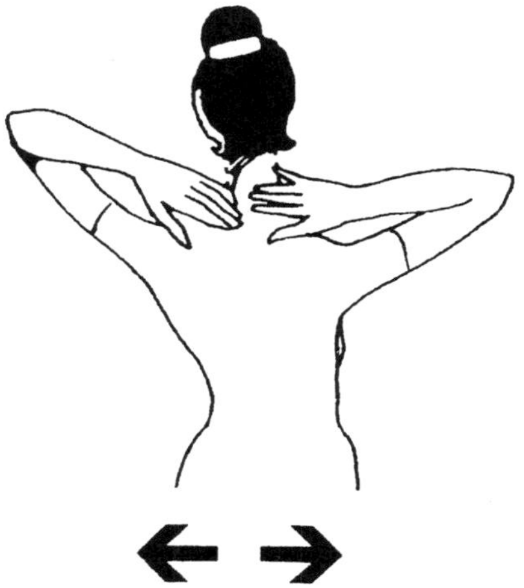

Ausgangshaltung: (3)
Gerade aufgerichtete Halswirbelsäule. Hände hinter dem Nacken. Mit kräftigen Streichbewegungen die Hände in gegenläufiger Richtung über die Nackenregion hin- und herführen (s. Zeichnung). Abschliessend nochmals Massageübung 2.

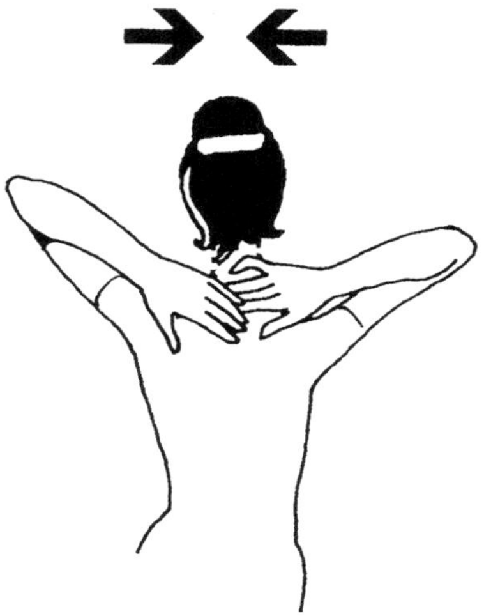

Nach diesen Massagestrichen sind die Arme müde und müssen zur Entspannung locker geschwungen werden. Im Hals und im Kopf stellt sich ein Gefühl der Frische und Wärme ein.

Ausgewählte Übungen aus dem Buch: „Gesunder Rücken – gesunder Nacken“ Wege zur Selbsthilfe – Edith Risch Gustav Fischer Verlag Stuttgart/New York.

Rezeptverzeichnis

Literaturnachweis

1 Cohen A.S. et al.: *High-flow oxygen for treatment of cluster headache: a randomized trial.* Jama 302 (22) Dec 2009: 2451–57

2 Leitlinie *Clusterkopfschmerz und trigeminoautonome Kopfschmerzen.* Deutsche Gesellschaft für Neurologie, Österreichische Gesellschaft für Neurologie, Schweizerische Gesellschaft für Neurologie 14. Mai 2015 (http://www.dign.org/leitlinien/11-leitlinien-der-dgn/3051-IIclusterkopfschmerz-und-trigeminoautonome-kopfschmerzen), abgerufen am 2. Juni 2015

3 Schoenen J. et al.: *Stimulation of the sphenopalatine ganglion (SPG) for cluster headache treatment. Pathway CH-1: a randomized, sham-controlled study.* Cephalgia 33 (10) Jul 2013: 816–30

4 Cohen A.S.: *Electrocardiographic abnormalities in patients with cluster headache on verapamil therapy.* Neurology 69 (7) 2007: 668–75

5 Dodick D.W. et al.: *Cluster Headache.* Cephalgia 20(6) 20000: 787–803

6 Deutsche Migräne und Kopfschmerzgesellschaft: *Cluster-Kopfschmerz Informationen für Patientinnen und Patienten.* Jul 2005 (http://www.dmkg.de/files/dmkg.de Patienten/Downloads/cluster_d.pdf)

7 Karst M. et al.: *The non-hallucinogen 2-bromo lysergic acid diethylamide as preventive treatment for cluster headache: an open, non-randomized case series.* Cephalgia 30(9) Sep 2010: 1140–44

8 Felisatie et al.: *Sphenopalatine endoscopic cangli-on block: a revision of traditional technique for cluster headache.* Laryngoscope 2006 Zusammenfassung PMID 16885751

9 Sewell R.A.: *Response of Cluster Headache to kudzu.* Headache 2009 Jan 49(1): 98–105

10 Markley H.G. et al.: *Cluster headache myths and the evidence.* Curr Pain Headache Rep 10(2) Apr 2006: 137–41

11 Diener H.C.: Deutsche Gesellschaft für Migräne, *Epidemiologie*, in: Leitfaden der Diagnostik und Therapie in der Neurologie, Kapitel Kopfschmerzen und andere Schmerzen. 21.3.2013 AWFM-Registriernummer 030–057

12 Haig Alexander: *Harnsäure bei der Entstehung von Krankheiten.* Deutsch Ausgabe 2. Auflage, Berlin, Verlag Otto Salle, 1910.

13 Gänslen et al.: *Die Eiweissfrage,* Handbuch der inneren Medizin, vierte Auflage,1937, Band 6 (2): 433

14 Nelson K.B. et al.: *Headache and biomarkers predictive of vascular disease in a representative sample of US children.* Achr Pediatr Adolesc Med 2010 Apr; 164 (4): 358–62

15 Kocer A. et al.: *Serum uric acid and lipid levels while taking topiramate for migraine.* Headache 2008 Jul: 48 (7): 1056–60

16 Láhoda F. et al.: *Neurological complications in uricopathy.* Munch Med Wochenschr 1972 Mar 10; 114 (10): 441–4

17 Kehlman L.: *The premonitory symptoms (prodrome). A tertiary care study of 893 migraineurs.* Headache 44(10) Oct 2004: 865–72

18 Schomann G.G. et al.: *The prevalence of premonitory symptoms in migraine: a questionnaire study in 486 patients.* Cephalgia Bd. 26 (10) Okt 2006: 1209–13

19 Todd J.: *The Syndrome of Alice in Wonderland.* Can Med Assoc J. 73 (9) Nov 1955: 701–704

20 Grossinger R.: *Migraine Auras: When the visual world fails.* North Atlanttic Books 2006 USVB 1-55643-619-X: The nature and experience of migraine auras

21 Limroth C. et al.: *Akuttherapie und Prophylaxe der Migräne – Leitlinie der Deutschen Migräne und Kopfschmerzgesellschaft und der Deutsche Gesellschaft für Neurologie.* Nervenheilkunde Band 27 (10) 2008: 933–49

22 Lee S.H. et al.: *Therapie der Migräne imKindesalter. Update.* Monatsschrift Kinderheilkunde 154, 2006: 764–72

23 Oleson J. et al.: *The international classification of headache disorders-Appendix.* Cephalgia Bd. 24 Suppl 1 2004: 138–49

24 Sargent E.W.: *The challenge of vestibular migraine.* Curr Opin otolaryngol Head Neck Surg 21 (5) Oct. 2013: 473–9.

25 Olesen J. et al.: *International classification of headache disorers-The primery headaches.* Cephalgia 24 suppl 1, 2004: 24–136

26 Pavlovic J.M.: *Burden of migraine related to menses: results from the AMPP study.* J.Headache Pain, 16, 24 2015 Mar 18 PMID:25902814

27 Velvik K.G. et al.: *Prevalence of menstrual migraine: a population based study.* Cephalalgia 34 (4): 280–8

28 Iran J. et al.: *The effect of 17β-estradiol on gene expression of calcitonin gene-related peptide and some pro-inflammatory mediators in peripheral blood mononuclear cells from pationts with pure menstrual migraine.* PMID:26526225 PMCID: 4620189, free PMC article. https://ncbi.nlm.nih.goc/pubmed/26526225, abgerufen am 1.12.2019

29 Kasta M. et al.: *Menstural migraine and treatment options.* Headache 57 (2): 194–208

30 Allals G. et al.: *Migraine in perimenopausal women.* Neurol Sci 36 Suppl 1: 79–83

31 Chen D. et al.: *Migraine headache: is it only a neurological disorder? Links between migraine and cardiovascular disorders.* Trends cardiovasc med 2019 oct 24 pli S1050-1738(19)30144-6. Doi:10.1016/j.tcm.2019.10.005 (Epub ahead of print)

32 Van Os H.J.A. et al.: *Intrinsic coagulation pathway, history of headache and risk of ischemic stroke.* Stroke, 2019 Aug: 50(8): 2181–86

33 De Giuli C. et al.: *History of migraine and volume of brain infarcts: the italien project on stroke at young age (IPSYS)* J stroke sept 21 (3): 324–331

34 Altamura C. et al.: *Prevalence of clinical profile of migraine with aura in a cohort of young patients with stroke: a preliminary retrospective analysis.* Neurol Sci 2019 May 40 (Suppl 1): 185–86

35 Yemisci M. et al.: *Aura and stroke: relationship and what we have learnt from preclinical models. J Headache Pain 2019 May 29; 20(1): 63*

36 Fridman S. et al.: *Migraine with visual aura, incident AF, and stroke risk: is migraine with aura an embolic TIA)* Neurology 2018 Dec 11; 91(24): 1077–78

37 Androulaki S.M. et al.: *Migraine age of onset and association with ischemic stroke in late life: 20 years follow-up in ARIC* Headache 2019 April 59 (4): 556–66

38 International Headache Society: *Migränöser Infarkt.* ICHD-3 The international Classification of migraine: page 3

39 Olesen J. et al.: *The classification of headache disorders- in primary headaches.* Caphalgia. Bd. 24 suppl 1 2004: 24–136

40 Obermann M. et al.: *Epidemiology of unilateral headaches.* Expert Rev Neurother. 8 (9) Sep 2008: 1313–320

41 Stovner L.J. et al.: *Epidemiology of headache in Europe.* Eur j Neurol 13 (4) April 2006: 333–45

42 Bartleson L.J. et al.: *Migraine update. Diagnosis and treatment.* Minn Med 93 (5) Mai 2010: 36–41

43 Romanello S.: *Association between childhood migraine and history of infantile colic.* JAMA 309, 2013: 1697

44 Lee S.H. et al.: *Therapie der Migräne im Kindesalter. Update.* Monatszeitschrift für Kinderheilkunde 154, 2006: 764–72

45 Diener H.C.: *S1-Leitlinie Therapie der Migräne, Epidemiologie.* Leitlinien für Diagnostik und Therapie in der Neurologie, Kapitel Kopfschmerzen und andere Schmerzen. Sept 2012 AWMF-Registriernummer 030057

46 John R. et al.: *Epidemiology and treatment of menstrual migraine and migrain during pregnancy and lactation: a narrative review.* Headache 2019 oft. 3. Doi: 10.1111/head.13665 (Epub ahead of print)

47 Graham R.J. et al: *Mechanism of migraine headache and action of ergotamine tartrate.* Arch Neurol Psychiatry 39 1938: 737–63

48 Max A. et al.: *The trigeminovascular system in humans: pathophysiologic implications for primary headache syndromes of the neural influences on the cerebral circulation.* J Cereb Blood Flow Metab 19(2) Feb 1999: 115–27

49 Levy D. et al.: *Current understanding of meningeal and cerebral vascular function underlying migraine headache.* Cephalgia 2019 Nov; 39(13): 1606–22

50 Thomsen L.L. et al.: *Nitric oxide theory of migraine.* J Cereb Blood Flow Metab 19 (2) Feb 1999: 115–27

51 Graham J.R. et al.: *Mechanism of migraine headache and action of ergotamine tartrate.* Arch Neurol Psychiatry 39, 1938: 737–63

52 Diener H.C. et al.: *Migraine-associated risks and comorbidity.* J Neurol 255 (9) Sep 2008: 1290–301

53 Cimen Atalar A. et al.: *What is the impact of having a family history of migraine on migraine characteristics?* Agri 2019 Jul; 31 (3): 113–21

54 Bircher-Benner M.O.: *Ernährungskrankheiten, 1. Teil.* Wendepunkt-Verlag 1927: 130–137

55 Seaman S.R.: *Toxins, Toxicity, and Endotoxemia: a historical and clinical perspective for chiropractors.* J Chiropr Humanit 2016 Sep e; 23 (1): 68–76

56 Raddant A.C. et al.: *Reactive oxygen species induce procalcitonin expression in trigeminal ganglia glia.* Headache 2014 Mar; 54 (3): 472–84

57 Borkum J.M.: *Migraine triggers and oxydative stress: a narrative review and synthesis.* Headache 2016 Jan: 56 (1): 12–35

58 Borkum J.M.: *The migraine attack as a homeostatic neuroprotective response to brain oxidative stress: preliminary evidence for a theory.* Headache 2018 Jan; 58 (1): 118–35

59 Gonzales A. et al.: *Migraines are correlated with higher levels of nitrate-, nitrite-, nitric oxide reducing oral microbes in the American gut project cohort.* mSystems. 2016 Oct 18; 1 (5). Pii:e00105-16. eCollection 2016 sept–oct

60 Benemel S. et al.: *The TRPA 1 channel in migraine mechanism and treatment.* Br J Pharmacol 2014 May; 171 (19): 2552–67

61 Finsterer J. et al.: *Headache in mitochondrial disorders.* Clin Neurol Neurosurg 166 Mar 2018: 44–49

62 Betül Kilic et al.: *Evaluation of vitamin D levels and response to therapy of childhood migraine* Medicina (Kaunas), 55 (7) Jun 2019: 28

63 Russo A. et al.: *Lifestyle factors and migraine in childhood.* Springer Link Curr Pain Headache Rep, 20 (2): 9 Feb 2016

64 Ravid S.: *Migraine & paediatric obesity: a plausible link?* Indian J Med Res 2014 Mar 139 (3): 343–8

65 Milde-Busch A. et al.: *Association of diet and lifestyle with headache in high-school students: results from a cross-sectional study.* Headache 50 (7) Juli 10: 1104–14

66 Albers L. et al.: *Prevention of headache in adolescents: population-attributable risk fraction for risk factors amenable to intervention.* Review Neuropediatrics 44(1) Feb 2013: 40–5

67 Verroti A. et al.: *Obesity and headache/migraine: the importance of weight reduction through lifestyle modifications.* Review Biomed Res Int 2014, 420858 https://pubmed.ncbi.nlm.nih.Goc/24800223-obeity-and-headachemigra, abgerufen am 1.12.2019

68 Lee M.J. et al.: *Caffeine discontinuation improves acute migraine treatment: a prospective clinic-based study.* J Headache Pain 17 (1) Dec. 2016: 71

69 Bic Z. et al.: *In search of the ideal treatment for migraine headache.* Med Hypotheses 50 (1) Jan 1998: 1–7

70 Pisanu C. et al.: *Mayor depression subtypes are differentially associated with migraine subtype, prevalence and severity.* Cephalgia 2019 oct 24: 333102419884935: doi:10.1177/0333102419884935 (Epub ahead of print)

71 Faisal M.A. et al.: *The association between migraine and physical exercise.* Review J Headache Pain 19 (1) sept 10 2018: 83

72 Ameijeira P. et al.: *Periodontal disease as a potential factor of migraine chronification.* Med Hypotheses 2017 May: 102: 94–98

73 Fournier F.: *Allergy to cow's milk.* Allerg Immunol (Paris) July 97 29 spec No.: 25–7

74 Mitchell N. et al.: *Randomised controlled trial of food elimination diet based on IgG Antibodies for the prevention of migraine like headaches.* Nutr J 10 Aug 11 2012: 85

75 Xie Y. et al.: *Effects of diet based on IgG elimination combined with probiotics on migraine plus irritable bowel syndrome.* Pain Res Manag 2019 Aug 21 eCollection 2019 7890461 PMID: 31531150

76 Grant E.C. *Food allergies and migraine* Lancet 1 (8123), May 5 1979: 966–9

77 Alstadhaug K.B. et al.: *Histamine in migraine and brain.* Headache 2014 Feb: 54 (2): 246–59

78 Hindiyeh N. et al.: *What the gut can teach us about migraine.* Curr Pain Headache Rep 2015 Jul; 19 (7): 33

79 Talafi Noghani M. et al.: *Migraine ossiciated with gastrointestinal disorders: a pathophysiological explanation.* Med Hypotheses 2019 Apr; 125: 90–93

80 Tang Y. et al.: *Gut microbiota dysbiosis enhances migraine-like pain via TNFα unpregulation.* Mol Neurobiol 2019 Aug 4: doi: 10 1007/s12035-019-01721-7 (E pub ahead of print)

81 Qubty W. et al.: *The link between infantile colic and migraine.* Curr Pain Headache Rep 20 (5): 31

82 Cámara-Lemrroy C.R. et al.: *Gastrointestinal disorders associated with migraine: a comprehensive*

review. World J Gastroenterol 2016 Sep; 22 (36): 8149–60

83 Mulak A. et al.: *Migraine and irritable bowel syndrome.* Neurol Neurochir Pol 2005; 39 (4 suppl 1): 55–60

84 Li C. et al.: *Clinical features and risk factors for irritable bowel syndrome in migraine patients.* Pak J Med Sci 2017 May–Jun; 33 (3): 720–25

85 Straube A. et al.: *Migraine prophylaxis with probiotic. Results of an uncontrolled observational study with 1020 patients.* MMW Fortschr Med 2018 Nov; 160 (Suppl 5): 16–21

86 De Roos N.M. et al.: *The effects of a multispecies probiotic on migraine and markers of intestinal permeability-results of a randomized placebo-controlled study.* Eur J Clin Nutr 2017 Dec; 71 (12): 1455–62

87 Tajti J. et al.: *Migraine and neuropeptides.* Neuropeptides 2015 Aug; 52: 19–30

88 Ramachandran R.: *Neurogenic inflammation and ist role in migraine.* Semin Immunopathol 2018 May 40 (3): 301–14

89 Roshni Ramachandran: *Neurogenic inflammation and its role in migraine.* Semin Immunopathol 40 (3): 301–14

90 Koyuncu I.D. et al.: *Shared face of meningeal mast cells and sensory neurons in migraine.* Front Cell Neurosci 2019 Apr 5; 13: 136

91 Feng J. et al.: *P2Y12 receptor mediates microglial activation via RhoA/ROCK pathway in the trigeminal nucleus caudalis in a mouse model of chronic migraine.* J Nueroinflammation 16 (1) Nov 13 2019: 217

92 Yuan H. et al.: *Histamine and migraine.* Headache 2018 Jan; 58 (1): 184–93

93 Martins L.B. et al.: *Neurotrophins and migraine.* Vitam Horm 2017; 104: 459–73

94 Sachnez-del Rio Gonzales: *Migraine: ignition of the brain.* Rev Neurol 57 (11), Dec. 1 2013: 509–14

95 Buture A. et al.: *Current understanding on pain mechanism in migraine and cluster headache.* Anesth Paint Med 2016 Apr 23; 6 (3):e35190. doi:10.5812/aapm.35190 eCollection 2018 Jun

96 Malhotra R.: *Understanding migraine: potential role of neurogenic inflammation.* Ann Indian Acad Neurol 2016 Apr–Jun; 19 (2): 175–82

97 Meggs W.J.: *Neurogenic inflammation and sensitivity to environmental chemicals.* Environ Health Perspect 101 (3): 234–8

98 Orkide D. et al.: *Association of headaches and metals.* Biol Trace Elem Res 90 (1–3): 1–14

99 Boutrid N. et al.: *„2M": Migraine, microbiota and melatonin.* Met Hypotheses 2019 Jun; 127: 90

100 Andreson G.: *Integrating pathophysiology in migraine: role of the gut microbiome and melatonin.* Curr Pharm Des 2019; 25 (33): 3550–62

101 Kelman L.: *The triggers or precipitants of the acute migraine attack.* Cephalgia 27 (5) May 2007: 394–02

102 Krymentowski A.V. et al.: *Wine and headache.* Headache, 54 (6) Jun 2014: 967–75

103 Davis-Martin R.E. et al.: *Alcohol use as a comorbidity and precipitant of primary headache: review and meta-analysis.* Curr Pain Haeache Rep; 21 (10) Aug 26: 42

104 Rist P.M. et al.: *Dietary patterns according to headache and migraine status: a cross sectional study.* Cephalgia 35 (9) Aug 2015: 767–75

105 Evers S. et al.: *Akuttherapie und Prophylaxe der Migräne – Leitlinie der Deutschen Migräne- und Kopfschmerzgesellschaft und der Deutschen Gesellschaft für Neurologie.* Nervenheilkunde 27 (19) 2008: 933–49

106 Limmroth V. et al.: *Akuttherapie und Prophylaxe der Migräne – Leitlinie der Deutschen Migräne- und Kopfschmerzgesellschaft und der Deutschen Gesellschaft für Neurologie.* Nervenheilkunde 27 (10), 2008: 933–49

107 Steiner T.J. et al.: *Aids for management of common headache disorders in primary care.* J headache pain 8 suppl. 1 oct 2007: 2 PMID 18700249

108 Tfelt-Hansen P. et al.: *Ergotamine in the acute treatment of mitraine: a review and European consensus.* Brain 123 (Pt 1) Jan 2000: 9–19

109 Bundesinsitut für Arzneimittel und Medizinprodukte: *Dihydergot und Dihydroergotoxin: Umsetzung der Durchführungsbeschlüsse der EU-Kommission.* 1. April 2014, http//www.bfarm.de/SharedDocs/Risikoinformationen(Pharmako vigilanz/DE/RV_STP/a-f/dihydroergotamin.html?nn=4665424) abgerufen am 24. April 2014

110 Limmroth C. et al.: *Akuttherapie und Prophylaxe der Migränetherapie – Leitlinie der Deutschen Migräne- und Kopfschmerzgesellschaft und der Deutschen Gesellschaft für Neurologie.* Nervenheilkunde 27 (10) 2008: 933–49

111 Bigal M. et al.: *A randomized double-blind study comparing rizatriptan, dexamethasone, and the*

combination of both in the acute treatment of menstrually related migraine. Headache Bd 48 (9) Okt 2008: 1286–93

112 Colman B.W. et al.: *Meta-analysis of randomised controlled trials for preventing recurrence.* BMJ 336/Nr. 7657 Jun 2008 : 1350–61

113 Silberstein S.D. et al.: *Tramadol/acetaminophen for the treatment of acute migraine pain: findings of a randomized, placebo-controlled trial.* Headache 45 (10) 2005: 1317–27

114 Gallagher R.M. et al.: *Timolol maleate, a beta blocker, in the treatment of common migraine headache.* Headache 27 (2) Feb 1987: 84–86

115 Evers J. et al.: *EFNS guideline on the drug treatment of migraine – report of an EFNS task force.* Eur J Neurol Bd 13 (6) 6. Jun 2006: 560–72

116 Mathew N.T. et al.: *Efficacy of gabapentin in migraine prophylaxis.* Headache 41 (2) Feb 2001: 119–128

117 Diener H.C. et al.: *The first placebo-controlled trial of a special butterbur root extract for the prevention of migraine: reanalysis of efficacy criteria.* Eur Neurol 51 (2) 2004: 89–97

118 Lipton R.B. et al.: *Petasites hybridus root (butterbur) is an effective preventive treatment for migraine.* Neurology 63 (12) Dez 2004: 2240–44

119 Evers S. et al.: *Akuttherapie und Prophylaxe der Migräne – Leitlinie der deutschen Migräne- und Kopfschmerzgesellschaft und der Deutschen Gesellschaft für Neurologie.* Nervenheilkunde 27 (10) 2008: 933–49

120 Linde K. et al.: *Acupuncture for migraine prophylaxis.* Cochrane Dadabase Syst Rev Nr. 1, 2009, S. CD001218.

121 Millstine D. et al.: *Complementary and integrative medicine in the management of headache.* BMJ 357, May 16 2017; j1805

122 Yu Zhe et al.: *Neck pain in episodic migraine: a cross-sectional study.* J Pain Res 12 May 2019 19: 1605–13

123 Diener H.C. et al.: *Non-invasive vagus nerve stimulation (nVNS) for the preventive treatment of episodic migraine: the multicentre, double-blind, randomised, sham-controlled premium trial.* Cephalgia 39 (12), Oct. 2019: 1475–87

124 Soo-Jin Cho et al.: *Treatment update of chronic migraine.* Curr Pain Headache Rep 21 (6), Jun 2017: 26

125 Coppola G. et al.: *Pathophysiological targets for non-pharmacological treatment of migraine.* Cephalgia 36 (12) Oct. 2016: 1103–111

126 Mirzababaei A. et al.: *Associations between adherence to dietary approaches to stop hypertension (DASH) diet and migraine headache severity and duration among women.* Nutr Neurosci 1–8 Jul 31 2018 PMID 30064351 DOI: 10.1080/1028415x.2018.1503848

127 Brunner A.E. et al.: *Nutrition intervention for migraine: a randomized crossover trial.* J Headache Pain 15 (1) Oct 23: 69

128 Evans E.W. et al.: *Dietary intake patterns and diet quality in a nationally representative sample of women with and without severe headache or migraine.* Headache, 55 (4) Apr 2015: 550–61

129 Andreeva C.A. et al.: *Macronutrient intake in relation to migraine and non-migraine headaches.* Nutrients 10 (9) Sept. 2018: 15

130 Orr S.L.: *Diet and nutraceutical interventions for headache management: a review of the evidence.* Cephalgia 35 (12) Oct 2016: 1112–33

131 Ferrara L.A. et al.: *Low-lipid diet reduces frequency and severity of acute migraine attacks.* Nutr Metab Cardiovasc Dis 25 (4) April 2015: 370–5

132 Millichap J.G. et al.: *The diet factor in pediatric and adolescent migraine.*Pediatr Neurol 28 (1) Jan 2003: 9–15

133 Brunner E.A. et al.: *Nutrition intervention for migraine: a randomized crossover trial.* J Headache Pain 15 (1) Oct 23: 69

134 Finsterer J. et al.: *Low-clycemic-index diet relieving migraine but inducing muscle cramps.* J Neurosci Rural Pract 10 (3) Jul 2019: 552–54

135 Shalk M.M. et al.: *Vitamin supplementation as a possible prophylactic treatment against migraine with aura and menstrual migraine.* Biomed Res Int 2015,469529 PMID:25815319 Doi: 10.1155/2015/469529

136 Wiketis M. et al.: *The role of glutamate and its receptors in migraine.* CNS Neurol Disord Drug Targets, 2007 Aug; 6(4):251-7

137 Abdolahi M. et al.: *A novel combination of omega-3 fatty acids and nano-curcumin modulates interleukin-6 gene expression and high sensitivity c-reactive protein serum levels in patients with migraine: a randomized clinical trial study.* CNS Neuol Disord Drug Tragets 2018; 17 (6): 430–38

Stichwortverzeichnis